남자의 건강법

OTOKO NO GENKI GA YOMIGAERU TACHIKAWA SHIKI KAISHUN
JUTSU by TACHIKAWA Michio
(原題・太刀川式 回春術)

Copyright ⓒ 2000 TACHIKAWA Michio
All rights reserved.
Originally published in Japan by Keizaikai Co., Ltd. Tokyo. 經濟界,
Tokyo.
Korean translation rights arranged with KEIZAI-KAI 經濟界, Japan
through THE SAKAI AGENCY and SUN AGENCY.

남자의 건강법

남자의 후반생을 행복으로 이끌어주는 지침서

다치카와 미치오 지음 | 박현석 옮김

사과나무

옮긴이 _ 박현석

대학에서 국문학을 공부하고 일본에 유학하여 도쿄일본어학교를 졸업했다. 도쿄 요미우리 이
공전문학교에서 수학한 후, 일본 기업에서 직장생활을 했다. 현재는 출판기획, 전문번역가로
활동중이다. 주요 번역서로 〈수학적 사고법〉 〈절망의 재판소〉 〈사냥꾼의 고기는 썩지 않는다〉
〈학력의 경제학〉 〈나쓰메 소세키 수상집〉 등이 있다.

남자의 건강법

개정판 1쇄 발행 2021년 6월 10일

지은이	다치카와 미치오
옮긴이	박현석
펴낸곳	도서출판 사과나무
펴낸이	권정자
등록번호	제11-123(1996.9.30)
주소	경기도 고양시 덕양구 충장로 123번길 26, 301-1208
전화	(031) 978-3436
팩스	(031) 978-2835
이메일	bookpd@hanmail.net
블로그	http://blog.naver.com/giruhan
트위터	@saganamubook
ISBN	978-89-6726-057-6 03510

* 값은 뒤표지에 있습니다.

수명이 연장된다는 것은 그만큼 인생을 즐길 시간이
늘어난다는 뜻이다.
지금이라도 늦지 않았다.

나는 지금 62세의 나이에도 다행스럽게도 건강하게 매일 밤, 매일 낮 멋진 여성들과 즐거운 시간을 보내고 있다.

이런 내게도 한때는 정력 감퇴로 심각한 고민에 빠졌던 시기가 있었다. 40대 후반에서 50대에 이르는 때였다.

매일 일이 바빠서 스트레스가 쌓였으며, 수면 부족과 불규칙한 생활이 계속되었고 게다가 접대로 연일 기름진 음식과 폭음이 더해졌던 시절. 심한 피로로 인해 성욕도 없어졌으며 발기력도 쇠퇴하여 일주일에 두 번 하던 섹스가 한 번으로 줄었다. 그러다가 결국에는 섹스를 하고 싶은 마음도 들지 않았으며 어쩌다 생각이 있어도 가장 중요한 그것이 도움을 주지 않아 '아, 내 인생도 끝장이구나!'라고 심각하게 고민했던 적도 있었다.

인간은 나이를 먹어감에 따라 체력도 떨어져간다. 체력이 떨어지면 그와 함께 정력도 감퇴된다는 사실을 알고는 있지만 평균 수명이 80대에 육박하고 있는 시대에 나이 40~50에 벌써 끝나버린다면 너무나도 섭섭한 것 아닌가.

그런데 그 무렵 어느 잡지에 실려 있던 '인간은, 남녀를 불문하고 건강하기만 하다면 70대, 80대가 되어도 충분히 성생활을 할 수 있는 능력이 잠재되어 있다' 라는 기사를 읽게 되었다.

그 기사를 읽고 나는 구원을 얻은 듯한 심정으로 문득 이런 생각을 했다. 한 번밖에 없는 인생, 조금 생각을 바꾸고 절제를 해서 인생 80년을 건강하게, 평생 현역으로 섹스를 즐기면서 살아가자고 생각한 것이다.

이후로 동서고금의 책들을 섭렵하고, 선인들의 이야기를 경청하면서 스스로 연구, 실천하여 그 성과를 거두었다. 지금 62세로, 평생 현역이었다고 아직 말할 수는 없지만 다행히도 건강하게 젊은 사람들에게도 지지 않을 만한 섹스 파워를 지니게 되었다.

이 책은 이런 나의 경험을 담은 이른바 '회춘 체험기'라고 할 수 있다. 따라서 이 책에 기록되어 있는 것들은 모두 내가 직접 체험하고 성과를 거둔 것들이다.

마음만 먹는다면 누구라도 실천할 수 있는 것들이다. 40대, 50대는 물론, 60대, 70대, 80대 분들도 결코 늦지 않았으니, 꼭 실천해 보고 그 성과를 직접 체험해 주시기 바란다.

나의 작은 체험이 정력 감퇴로 고민하시는 여러분들께 남자의 후반생을 행복으로 이끌어주는 지침서가 될 것으로 믿는다.

저자

【제5장】 베테랑을 위한 슈퍼 테크닉

【제6장】 정력에 좋은 음식

제1장

평생 현역의 꿈을
이룰 수 있다

인간은 죽을 때까지 섹스를 할 수 있다

배우인 모리시게 히사야(森繁久彌) 씨는, 1999년 6월 30일자 아사히 신문의 '이야기'라는 인터뷰 기사에서 76세까지 아랫도리가 건강했었다고 말했다. 오늘날 일본 남성의 평균수명이 77세를 조금 넘어섰으니 76세까지였다면 거의 평생을 현역으로 섹스를 즐긴 셈이니 참으로 놀라운 얘기가 아닐 수 없다.

그런 분들을 만나거나 얘기를 들을 때마다 62세밖에 되지 않은 나는 아직 나약한 소리를 해서는 안 된다는 격려를 얻음과 동시에 평균 수명까지 아직 20년이나 남아 있다는 커다란 희망을 품게 되는 것이다.

그러니 40내, 50내들은 이제부터가 시작이다. 마음을 고쳐먹고 조금만 절제하도록 노력하고, 몸을 단련하면 섹스에 있어서 평생 현역의 꿈을 실현할 수가 있다.

인간은 섹스를 매우 좋아한다

나는 섹스를 매우 좋아한다. 이 세상에 여자라는 성이 존재하고, 그 여인들과 섹스를 즐길 수 있기 때문에 이 세상을 살아가는 것이라고 해도 과언이 아닐 정도로 나는 섹스를 좋아한다.

그런데 도대체 왜 인간은 이렇게도 섹스를 좋아하는 생물이 되었을까? 지구상에 생식하고 있는 다른 생물들을 보더라도 인간처럼 1년 내내 발정기이며, 밤낮을 불문하고 섹스에 열중하고 있는 생물도 없을 것이다.

나는 그런 의미에서 이 세상에 인간으로 태어났다는 사실에 기쁨을 느끼고 있으며 신께 감사 드리고 있다. 만약 사마귀 숫놈으로 태어났다면 교미는 단 한 번뿐, 교미가 끝난 후 암놈에게 잡아먹히는 운명에 처하게 된다.

틀림없이 인간의 숫놈들도 섹스를 할 때마다 암놈 아래의 입에 먹히게 되지만 이렇게 기분 좋게 먹히는 것이라면 몇 번을 먹혀도 행복할 것이다.

그렇다면 왜 인간만이 다른 생물과는 달리 연중 섹스를 하는 생물이 되었을까? 진화론적인 입장에서 말하자면, 인간이 두 발로 걷게 된 사실이 그 원인 같다.

인간은 두 다리로 걷는다. 즉, 직립함으로써 다른 동물은 뒤에 있는 성의 초점이 앞으로 옮겨와 눈과 입, 가슴, 음모, 성기 등과 같은 성의 심벌이 몸의 앞쪽에 집중되어 쉽게 눈에 들어오게 되었다. 게다가 서로 마주보는 자세로 표정을 보기 때문에 커뮤니케이션이 발달되어 뇌가 오르가슴을 잘 느끼도록 발달되었다.

또한 정상위 체위처럼 얼굴을 맞댄 성교로 클리토리스를 쉽게 자극할 수 있고, 다른 동물이 습격하지 못하는, 집이라는 방어태세를 갖추게 됨으로써 안심하고 섹스에 몰두할 수 있게 되는 등 많은 요인으로 인간이 점점 섹스에 몰두하게 된 것이다.

인간만이 이처럼 섹스의 즐거움을 만끽할 수 있는 것은 신이 인간을 다른 동물보다 조금 지혜가 있는 생물로 만들어서 지구상의 모든 생물이 사이좋게 생식하도록 조정자로 임명했고, 그 보상으로 섹스의 즐거움을 준 것이라고 생각하고 있다.

그러나 두세 사람을 제대로 상대하기도 힘들어서 스트레스가 쌓일 정도인데 인간 전체, 나아가서는 지구상에 있는 모든 생물의 균형을 유지시킨다는 것은 매우 커다란 일이며 이만저만 스트레스가 쌓이는 일이 아닐 것이다. 하지만 신은 그렇게 중요한 일을 인간에게 맡겼고, 괴로운 일이 있거나 스트레스가 쌓이면 섹스로 그것을 해소하라고 인간에게는 끊임없는 발정기를 부여한 것이 아닐까.

안타깝게도 인간들은 신의 이러한 참뜻을 이해하지 못하고 신의 뜻과는 다른 쪽으로 지혜를 사용하면서 섹스에 부여된 특권만을 행사하고 있는 것 같다.

신이 인간에게 위임한 만물의 영장으로서의 본분을 다한 뒤, 정정당당하게 섹스에 부여된 특권을 즐겨야 한다.

섹스가 가장 즐겁다

이 세상에는 수많은 놀이와 즐거움이 있지만 60년 이상 살다보면 그 대부분을 경험하게 된다. 인간의 가장 마지막 욕망은 어느 누구를 막론하고 불로장생, 즉 건강하게 오래 살며, 남녀 화합, 건강한 섹스에 도달하는 것이리라.

얼마 전에 한 노인이 나를 찾아와서 "돈이라면 얼마든지 내도 상관없으니 옛날처럼 건강한 페니스를 갖고 싶다"고 말했다. 또 병으로 앓아누운 사람들의 소망은 돈도, 명예도, 지위도 아닌 '건강'이라는 두 글자이다.

페니스에 힘이 없는 경우는 다른 병만 없다면, 그리고 '발기'라는 면에서만 말하면 다행스럽게도 '비아그라'가 개발되어 일시적으로는 어떻게든 해볼 수 있게 되었다. 하지만 건강만은 약이나 최신 의학으로도 좀처럼 완전한 상태로 되돌릴 수 없기에 문제가 심각한 것이다.

평소 건강할 때는 건강의 고마움을 알지 못하고 감사하는 마음도 갖지 못하게 된다. 페니스에 조금 힘이 없을 뿐 다른 데는 특별히 이상이 없는 상태라면 그나마 감사해야 할 상태이지만 인간의 욕망에는 그것에 만족하지 못한다. 페니스에 힘이 없다는 사실은 남자에게 있어서 매우 심각한 문제이기 때문에 깊이 고민하는 것이다.

인간이 60년 이상 살았다고 하면 자녀 양육으로부터도 졸업을 하게 되고, 일도 충분하다고는 말할 수 없을지라도 그럭저럭 만족할 수 있을 정도로는 마치게 되며, 맛있다는 음식도 대부분 맛을 보게 된다.

또 영화를 보거나, 스포츠를 즐기거나, 여행을 하거나 하는 등의 즐거움도 대충은 경험하게 되며, 이후로는 기회가 있을 때 참가하는 경우도 있지만 스스로 적극적으로 놀고 싶다는 마음을 갖게 되는 경우는 그다지 많지 않다.

하지만 여자와의 섹스에 관해서만은 스포츠나 여행과는 전혀 별개의 것이다. 나는 지금도 스스로 적극적으로 기회를 만들어 커다란 즐거움을 맛보고 싶다고 생각하고 있다.

채플린 식으로 말해보면, 어느 정도의 저축과 기분 좋게 취할 만큼의 술, 거기에 예쁜 여자와의 즐거운 섹스, 이것이 가장 큰 즐거움이라고 할 수 있을 것이다.

인생에는 여러 가지 즐거움이 있지만 섹스보다 더한 즐거움은 없을 것이라고 생각한다.

남자에게는 없는 부드러운 살결과 유방의 편안한 감촉, 엉덩이의 차갑고 풍만한 감촉과 음모의 숲, 그리고 무엇보다도 촉촉하게 흠뻑 젖어 있는 아름답고 매혹적인 음부 등, 여체만큼 멋진 선물은 없다. 그 매혹적인 여체를 밤낮으로 애무할 수 있는 남자의 행복, 이러한 행복을 목숨이 붙어 있을 때까지 민끽하지 않는다면 남자의 인생에 무슨 의미가 있겠는가.

따라서 평소에 건강에 신경을 쓰고, 여자들에게 호감을 줄 수 있도록 마음을 아름답게 가꾸며, 언제 어떠한 경우에서도 여자들의 요구에 따라서 그녀들을 신선의 경지로 인도할 수 있어야 한다. 그러기 위해선 기술을 습득함과 동시에 보기 좋은 몸매를 가꾸기에 정진해야 한다.

40대 · 50대는 그저 시작일 뿐

나 자신 40대 후반부터 50대에 걸쳐서 일시적으로 성적 슬럼프에 빠진 시기가 있었다. 그때는 '아, 이것으로 나도 남자로서 끝이구나'라고 심각하게 고민했었다. 이와 같은 슬럼프는 남자라면 누구나 한두 번쯤 경험하는 것으로 그렇게 심각하게 고민할 필요가 없는 일이었지만 워낙 첫 경험이었기 때문에 상당히 심각하게 고민을 했었다.

남자의 40대라고 하면, 성적 능력은 이미 정점을 지나 하향곡선을 그리고 있고, 회사에서는 책임 있는 위치에 있을 때이고 가정에서는 아이들이 대학에 진학하는 등 어느 위치에서나 무거운 책임감이 어깨에 걸려 있을 때이다. 그런 만큼 스트레스도 쌓이게 되고 심신이 모두 극도로 지쳐 있을 때이다.

그러한 때에 오랜 시간을 함께 지내온 아내가 요구를 해온다고 해서 건강해지기를 기대한다는 것은 남자의 성 기능상 도저히 있을 수가 없는 일이다.

하지만 이러한 임포텐스는 일시적인 것으로 일이 순조롭게 풀리고 자신감을 갖게 되고, 아이들이 무사히 대학에 입학하고, 경제적으로도 어느 정도 안정을 찾으면 다시 건강해지기 때문에 전혀 걱정할 필요는 없다.

인간은 일에 대한 자신감이 생겨나고 걱정거리가 해소되면 몸도 마음도 건강을 되찾게 되는데, 특히 남자의 경우는 섹스에도 자신감을 갖게 되니 참으로 이상한 일이다.

다만 40~50대는 비록 건강하다 할지라도 체력적, 정력적으로 이미 힘이 떨어져가는 시기에 접어들었으므로 조금씩 절제와 적절한 운동을 염두에 두고 특히 식생활에 크게 신경을 쓰는 것이 중요하다. 그리고 앞으로도 인생은 많이 남아 있으니 무리하지 않는 것이 무엇보다도 중요하다.

남자의 60대는 성적 능력의 분기점

남자의 60대는 성적 능력의 분기점이다. 여기서 꺾이면 대부분 사람들은 그후에도 능력을 발휘하지 못하게 된다. 반면 이 시기에 더욱 건강해지는 사람들은 평생 현역으로 섹스를 즐길 수 있는 행복한 사람이 될 수 있다.

내가 60세 되던 해, 중학교 동창회에 갔다가 40여 년만에 만난 친구들의 얼굴을 보고 놀라지 않을 수가 없었다. '저 사람이 동기야?'라고 생각될 정도로 늙은 사람들과, 그와는 반대로 매우 젊어 보이는 사람들이 극단적으로 나뉘어져 있었기 때문이다

물론 40여 년이라는 세월 동안 각자 서로 다른 일들을 겪었을 것이며, 고생을 한 사람, 비교적 순탄한 길을 걸어온 사람 등 여러 가지로 차이는 있겠지만 그래도 같은 나이인데 이렇게 달라 보이는 것일까 하고 놀랐었다.

나 자신이 어떻게 보일지는 생각지도 않은 채 남들의 모습만으로 깊이 생각해 보았는데, 숙소에서 한잔 하면서 이야기를 나누는 중에 그 원인을 알 수 있었다.

늙어 보이는 친구들의 이야기는 대부분이 손자나 병, 노후의 걱정거리에 대한 것이었으며, 젊어 보이는 친구들은 여자 이야기와 일, 몰두하고 있는 취미에 대한 이야기를 했다.

또 늙어 보이는 친구들은 늙어 보이는 남자 친구들끼리만 모여서 다른 그룹과는 그다지 교류도 갖지 않는 것에 비해, 젊어 보이는 친구들은 연회석에서도 여기 저기 적극적으로 돌아다니며 여자들과도 담소를 나누곤 했다.

연회가 끝난 후에도 잽싸게 몸을 씻고 나서 잠자리에 든 것은 늙어 보이는 친구들이고, 젊어 보이는 친구들은 여자들이 묵는 방으로 들어가 술잔을 기울이면서 날이 밝을 때까지 즐기고 있었다. 나는 바로 이런 '차이'구나, 라며 스스로 납득할 수 있었다.

60세를 경계로 더욱 건강해진 친구가 있다. K라는 친구이다.

K는 아내와 그리고 이제 갓 서른을 넘긴 육감적인 이혼녀와 함

께 조그만 술집을 운영하고 있는데 그 이혼녀와는 아내로부터도 인정을 받은 관계라고 한다. 세 사람은 평소에도 한 지붕 아래서 살고 있으며, 쉬는 날이면 셋이서 가까운 온천지로 사이좋게 나들이 나가서 60이라는 인생을 매우 즐겁게 보내고 있다고 한다.

아내를 두고 다른 여자와 원만한 관계를 맺는다는 것이 쉬운 일이 아니라는 사실을 여러 가지 경험을 통해서 알고 있는 사람도 있을 것이다. K는 아내가 인정을 했다고 하니 참으로 부럽기만 할 따름이다.

모든 남자들이 고민하는 문제를 K는 어떻게 이렇게 원만하게 해결할 수 있었는지 궁금해서 K의 아내에게 가만히 물어본 적이 있었다.

그녀는 말하기를 "젊었을 때부터 여자 문제로 수도 없이 눈물을 흘렸지만, K는 여자와 원만한 관계를 맺고 있을 때는 확실히 일을 잘했어요. 그래서 그렇게 여자가 좋다면, 내게 숨기며 몰래 사귀는 것은 당신도 정신적으로 피곤할 것이고 나도 싫으니, 당신이 60세가 되어도 젊음을 유지할 수 있다면 내게 허락을 받고 놀라고 했지요. 그렇다고 너무 이상한 여자랑 놀아나면 그것도 곤란하고, 내가 모르는 곳에서도 곤란하다고 생각하고 있었는데 마침 결혼에 실패하고 이혼한 여자가 있다고 하기에 가게 일을 좀 거들어주지 않겠냐고 물었더니 자기도 그런 일을 좋아한다고 하고 K도 마음에 들어하는 눈치여서 그럼 오라고 했지요. 그녀가 온지 얼마 지나지 않아서 가게가 쉬는 날에 온천으로 나들이를 가서

셋이서 함께 잤는데 나와 K가 섹스를 한 후에 내가 그녀에게 K와
의 섹스를 권했더니 그녀도 결혼생활을 한 경험이 있었고 한동안
남자 없이 적적하게 지냈던 터라 바로 승낙을 하고 K와 관계를
맺었어요. K는 젊었을 때부터 여자들과 놀아왔던 만큼, 내 입으로
말하기는 좀 그렇지만, 능숙했기에 그녀도 단번에 포로가 되어 그
날 밤은 셋이서 번갈아가면서 결국에는 아침까지 즐겼죠. 흔히들
말하는 그룹섹스는 처음이었지만 나도 굉장한 자극을 받았기에
이건 내 젊음을 되찾는데도 도움이 되겠다 싶었죠. 이후로 아무런
문제도 없이 K는 물론, 나와 그녀도 기분 좋게 계속 즐기고 있어
요"라고 말하는 것이었다.

확실히 세 사람은 사이가 좋으며 마담인 아내는 나이보다도 훨
씬 젊고 요염하게 보이고, 그녀는 그녀대로 성적 욕구가 충족된
여자 특유의 다정함과 넘쳐흐를 듯한 섹시함으로 활달하게 서비
스를 하고 있기 때문에, 세상 사람들은 모두 불경기라고 한숨을
내쉬고 있는 이 마당에 그 술집만은 불황을 모르고 손님들로 북적
거렸다.

남자는 20세부터 30세를 피크로 생식을 위한 남성호르몬의 분
비량이 줄어들지만, 그와는 반대로 성선자극(性腺刺戟) 호르몬의
분비량은 60세 전후에 피크를 맞이하게 되는데 그 분비량은 놀랍
게도 20세경의 20배까지도 늘어난다고 알려져 있다.

즉, 우리들의 몸은 생식을 위한 성이 끝나도 죽을 때까지 성욕
을 느끼며, 성행위를 계속할 수 있다는 얘기이다.

60대는 성적으로 왕성한 시기이다. 손자가 귀엽게 느껴지고, 여기저기 몸의 상태가 좋지 않은 곳이 나타나기 시작하는 것도 사실이다. 하지만 인생 80까지는 아직도 20년이나 남아 있다. 70, 80세가 되어서도 여전히 현역으로 활동하고 있는 선배들의 모습을 보고 배워 앞으로도 계속해서 열심히 여자들의 엉덩이를 뒤따라 다니기를 바란다.

70세 · 80세의 나이에도 현역으로 활동하는 사람들

나는 중장년을 타깃으로 하는 〈소생〉이라는 잡지에 '섹스 평생 현역 학원'이라는 글을 연재하고 있는데 독자들로부터 힘에 넘치는 편지를 많이 받고 있다.

어떤 여성분이 다음과 같은 편지를 보내왔다.

'나는 71세, 그이는 70세. 교제를 시작한 지 만 3년이 지났습니다. 나는 7년 전에, 그이는 4년 전에 배우자를 잃었는데 문학을 계기로 알게 된 지 5개월 만에 육체적 관계를 맺는 사이가 되었습니다……'

그녀가 71세, 남자가 70세. 두 사람 모두 배우자를 잃고 난 후에 사랑에 빠지다니 과연 문학을 사랑하는 사람들다운 정열이라고 진심으로 부러워하며 편지를 읽었다. 나이와는 상관없이 취미를 가지고 정열을 잃지 않는 것이 젊음의 비결이라는 사실을 깨닫게 해주는 편지였다.

이번에는 79세 남성으로부터 받은 편지.

'부끄러운 이야기입니다만 나는 이 나이가 되도록 아직도 현역입니다. 한 달에 한 번은 아내와 부부관계를 즐기고 있습니다. 그런데 종종 아내가 "당신 좀 이상해요. 괜찮을까요?"라고 말하곤 합니다. 내 친구들에게 물어보니 대부분이 이젠 안 된다고 말합니다. 나는 금주, 금연을 시작한 지 벌써 40년, 매우 건강합니다. 제가 이상한 걸까요?'

조금 걱정스레 말씀하셨지만 그게 어째서 걱정할 일인가, 전혀 걱정할 일이 아니라 오히려 매우 기뻐해야 할 일이라는 답장을 보냈다.

남성의 평균 수명인 77세를 넘어섰는데도 아직도 건강하게 지내는 이분이야말로 평생 현역의 꿈을 실현하고 있는 셈이니 참으로 부러울 따름이다.

금주, 금연을 시작 한 지 40년이 지났다니 젊었을 때부터 몸에 충분히 신경을 쓰고 절제해왔을 것이다. 그 결과 아직까지도 현역으로 활동하게 된 것임에 틀림없다고 생각한다.

87세 노인도 현역이었다

70대, 80대가 되어서도 건강한 분들이 많다는 것은 매우 기쁜 일인데 내가 알고 있는 현역 중 최고령자는 87세로 한 회사의 사장님이었다. 과거형으로 쓴 것은 안타깝게도 그분은 3년 전에 돌아가셨기 때문이다. 하지만 그분도 평생 현역으로 충분히 섹스를 즐겼던 사람 중 한 명이었다.

나는 그분이 87세로 돌아가시기 직전까지 젊은 여자친구와 섹스를 즐기는 것을 이 눈으로 확인했다.

그분은 부인이 일찍 돌아가신 이후부터 휴일이면 언제나 젊은 여자친구를 데리고 유명한 온천지로 놀러 다니곤 했는데 내가 "정말 현역이세요?"라고 끈질기게 물어보자 "정말인지 아닌지, 다음에 따라와 보게"라고 말씀해서 여행지에서 87세 현역을 검증하게 된 것이다.

이 외에도 나는 건강한 노인들을 수도 없이 알고 있는데 이렇게 건강한 선배들을 보고 있으면 이제 62세인 나 정도는 앞으로 10년이나 20년 정도 더 분발해야겠다는 격려와 함께 커다란 용기를 얻게 된다.

한밤중에 일어서는 페니스 선생

'70~80세가 되어도 현역으로 섹스를 즐기는 사람들이란 도대체 어떤 사람들인가?' 하며, 최근 좀처럼 말을 듣지 않는 자신의 페니스를 보고 한탄하는 분들도 있을 것이다. 그러나 말을 듣지 않는 그 페니스 선생이 한밤중 당신이 잠들어 있을 때 건강하게 발기한다는 사실은 모를 것이다.

나도 한밤중에 눈을 떠보면 페니스가 딱딱하게 굳어 있을 때가 종종 있다. 특별히 성적인 꿈을 꾼 것도 아닌데 왜 그럴까 하고 곧잘 생각하곤 하는데 그것은 건강한 남성이라면 누구에게나 나타나는 현상으로, 자신은 힘이 없다고 생각하는 분들에게도 틀림없이 일어나고 있는 현상이다.

이 한밤중의 발기 현상은 '램 수면'이라는, 몸은 잠들어 있지만 뇌는 깨어 있는 상태에서 뇌가 명령을 내려 일어나는 것으로 8시간 수면 중에 20세의 남성은 5시간, 60세는 2시간 정도 발기 현상이 일어난다고 알려져 있다.

70세는 물론, 건강하기만 하다면 80대 후반이 되어서도 일어난다고 한다.

이 사실을 알고 나면 지금 건강을 잃은 분들도 원래 페니스란 평생 발기를 할 수 있는 능력을 가지고 있다는 사실을 알게 되어 틀림없이 커다란 용기를 얻게 될 것이다.

또 한밤중의 발기는 발기하는 횟수에서 보면 자신의 의지에 의해서 발기될 때보다 훨씬 더 자주 발기하며, 마치 청년기를 방불케 하는 딱딱함으로 '이 정도면 나도 아직은…'이라는 자신감이 생겨날 정도이다.

한밤중의 발기에 대해서 이야기를 했으니 덧붙여 페니스의 아침 발기에 대한 이야기도 해두자.

페니스의 발기에는 중추성 발기와 반사성 발기가 있다. 중추성 발기란 심리적인 자극에 의해서 일어나는 발기로, 여성의 알몸을 보거나, 야한 비디오를 보거나, 성적인 것을 상상하게 되면 그 정보가 대뇌를 경유해서 성중추에 전달되고, 그것이 요수의 발기중추에 전달되어 페니스의 해면체에 혈액이 흘러 들어가게 되어 발기하는 현상을 말한다.

한편 반사성 발기는, 물리적인 자극에 의해서 페니스가 발기하는 현상으로, 손으로 페니스에 자극을 주거나 페니스가 물건에 닿아 자극을 받게 되면 해면체로 혈액이 흘러들어 일어나는 발기현상을 말하는 것이다.

그리고 아침 발기라는 것은 사실 후자에 해당하는 반사성 발기의 일종인 것이다.

즉, 잠들어 있는 사이에 방광에 오줌이 쌓이게 된다. 방광 근처에는 전립선과 발기신경이 있는데 오줌이 쌓여 팽창된 방광이 이 발기신경을 자극하여 바로 아침발기가 일어나게 되는 것이다.

옛날부터 '아침에 서지 않는 사람에겐 돈을 빌려주지 마라', '아침 발기는 건강의 상징' 등과 같은 말들이 있는데 '아침 발기'를 하게 되는 것은 신장이나 방광에 이상이 없다는 의미로 건강의 증거라고도 할 수 있으니 위의 말들이 전혀 근거없는 말이라고 할 수 없겠다.

인간의 성욕은 무한하다

한밤중에 페니스가 자신도 모르게 발기한다는 사실을 알고 지금 원기를 잃고 낙담했던 분들도 조금은 힘을 되찾게 되었을 것이다. 인간의 원기란 글자 그대로 '기'가 근본[元]이 되는 것으로 그 사람에게 의욕이 있는가 없는가에 따라서 크게 좌우되며, 그것은 성욕이나 성행동에 있어서도 마찬가지이다.

남성 중에는 가능하다면 평생 현역으로 섹스를 즐기고 싶다고 생각하면서도 날이 갈수록 자신의 성능력이 떨어지는 것을 느껴, 누구나 나이가 들면 성욕이 떨어지며 발기도 하지 않게 되는 법이다, 라고 착각을 하는 사람도 있다.

절대 그렇지 않다. 성욕이 생기지 않는다는 것은 사실 성욕을 스스로 봉쇄해버리는 것일 뿐, 인간은 마음만 먹으면 나이와는 상관없이 성욕을 느끼며 성생활을 즐길 수 있도록 만들어져 있다. 그러기 위해서는 언제나 건강하게 섹스를 즐기고 싶다는 의욕을 잃지 말아야 한다는 사실과, 뇌를 언제나 건강하게 유지해야 한다는 사실이 중요하다.

독자들 중에 섹스는 하체로만 하는 것이라고 생각하는 분들도 많으리라고 생각되는데, 섹스를 하고 싶다고 생각하거나 느끼는 것은 뇌이며, 뇌가 느껴야 아랫도리에 명령을 내리고 그래야 비로소 페니스가 발기하게 되는 것이다.

또 인간의 성(性)에는 '자손을 남기기 위한 생식으로써의 성'과

'쾌감을 얻기 위한 성'이 있다. 전자는 나이와 함께 그 한계가 찾아오지만, 후자에는 한계가 없어 평생 느낄 수가 있으며 이를 위해서도 건강한 뇌가 필요한 것이다.

인간의 생식에 관계하는 호르몬은 20세에서 30세를 피크로 감소하지만, 쾌감에 관계하는 성선자극 호르몬은 60세 전후에 최고조에 이르며 그 분비를 관장하는 것이 바로 뇌의 안쪽에 있는 뇌간이라는 부분이다.

이처럼 언제나 뇌를 건강하게 한다면 인간은 성욕을 느끼고, 페니스가 발기하며, 성선자극 호르몬의 분비가 계속되어 평생 끝없이 섹스를 즐길 수 있는 것이다.

그렇다면 항상 뇌를 젊고 건강하게 유지하기 위해서는 어떻게 하면 되는 것일까? 가장 좋은 방법은 언제나 뇌에 성적 자극을 주는 것이라고 한다.

인간의 경우 색욕을 발동시키는 원동력은 뇌의 전두엽에 있으며, 그것이 살아 있기만 하다면 사랑을 하고 싶은 마음도, 색욕도 살아나는 것이다. 그리고 그 전두엽의 발달은 오감을 통해서 얻는 자극에 의해서 좌우된다.

따라서 나이를 먹어도 여러 가지 일들에 흥미, 관심, 호기심을 갖고 시각, 청각, 미각, 후각, 촉각이라는 인간에게 주어진 오감 전부를 충분히 활용하는 생활이 중요하다.

이웃집 여자에게 사랑의 감정을 느끼거나, 은행 창구에 앉아 있는 젊은 여성에게 사랑을 느낀다. 술집 마담에게 사랑을 느낀다.

물론 플라토닉 러브라도 상관은 없다.

또 텔레비전에 나오는 젊고 귀여운 여자 탤런트를 머릿속에서 발가벗겨 놓고 여러 가지로 자유롭게 상상을 해보는 것도 죄가 되지는 않는다.

뇌는 그러한 자극들을 바라고 있는 것이다. 어려운 일이 아니다. 기회와 방법은 얼마든지 있다. 매일 야한 상상을 통해 뇌를 활성화시켜서 평생 현역으로 섹스의 즐거움을 크게 맛보기를 바란다.

정력이 세다는 말의 의미

남자라면 누구나 좀더 강한 정력을 갖고 싶다고 생각하고 있는데, 그렇다면 정력이 세다는 것은 무엇을 의미하는 것일까?

예를 들어서 10대나 20대처럼 페니스가 언제나 발기하고, 마음만 먹으면 몇 번이고 섹스를 할 수 있는 것만을 정력이 세다고 말하는 것일까?

물론 페니스가 발기하지 않으면 삽입을 동반한 섹스는 할 수가 없다. 그렇기 때문에 남자에게 있어서 페니스의 발기는 섹스를 하기 위한 가장 첫 번째 조건이 되는 것이다. 그것도 힘없이 물컹물컹하게 발기해서는 삽입이 어렵기 때문에 발기를 할 때는 역시 벌떡 일어서 주어야만 한다. 이것도 중요한 조건이다.

또한 어느 정도 지속력이 있어서 발기가 오래 지속되어야 한다는 점도 조건이 된다.

자기만 잽싸게 사정을 하고 그것으로 만족한다면 더 이상 할 말은 없지만, 섹스란 남자와 여자가 함께 만족을 해야만 즐거운 것이다. 자신뿐만 아니라 상대 여성이 충분히 만족할 때까지 발기가 지속되어야 할 필요가 있다.

그리고 유도나 씨름에서도 그저 힘이 센 것만으로는 좀처럼 이기기 힘들며, 기술이 동반되어야만 비로소 승리를 거둘 수 있는 것처럼 섹스에서도 단지 페니스가 딱딱하게 발기하고, 발기가 지속되는 것만으로는 여성을 충분히 만족시킬 수가 없다. 그러기 위해서는 역시 여성을 충분하게 만족시킬 수 있는 뛰어난 테크닉이 필요하다. 하지만 이것만으로 강하다고 할 수 있을까?

물론 이상과 같은 조건을 갖추고 있다는 것을 전제로 하는 얘기지만, 나는 거기에다 마지막으로 남자로서의 '부드러움'을 덧붙이고 싶다.

젊을 때라면 몰라도, 남자가 성에서 느끼는 기쁨은 자신이 사정을 하여 쾌감을 느끼는 것보다는 상대 여성을 만족시켜 그 기쁨을 자신의 기쁨으로 여기는 것에 있다고 생각한다.

중장년이 되어서도 자신만 만족을 느끼고 순식간에 일을 끝내버리는 남성들에 대한 이야기를 심심찮게 듣는데 그런 남자들은 설령 성적으로 강해서 몇 번이고 할 수 있다 하더라도 영원히 여성들로부터 사랑을 받지 못할 것임에 틀림없다.

성교란, 살아 있다는 사실을 남자와 여자가 함께 즐기고 함께 기쁨을 얻기 위해서 행해지는 행위이다. 남성만이 홀로 쾌락을 얻고 여성은 그 남성의 쾌락을 위한 봉사자가 된다면 이처럼 허술한 성교는 도저히 인간의 섹스라고 할 수 없는 것이다.

여자가 남자의 품에 안기고 싶어하는 것은 남자의 품에 안겨서 행복을 느끼고 싶은 것이다.

섹스에 강해지고 싶다고 바라는 남자들의 마음 속에 사랑하는 여성을 성적으로 만족시키겠다고 배려하는 부드러움이 자리잡고 있어야만 진정 강한 남성이 될 수 있는 것이다.

정액을 배출하지 말고 매일 섹스를 즐기자

중장년이 되어 "섹스를 매일 즐기자"라고 말하면 깜짝 놀라는 사람도 있을지도 모르겠다. 하지만 나는 지금 만 62세인데도 거의 매일 섹스를 즐기고 있다고 말씀드릴 수 있다.

단지 내가 즐기고 있는 섹스는 사정을 하지 않는, 접촉하되 배출은 하지 않는 섹스이다.

남성 중에는 섹스를 하는데 사정을 하지 않으면 무슨 재미냐고 말하는 사람도 있지만 나는 꼭 그렇지만은 않다고 생각한다.

처음 사정을 경험한 이래로 자위행위에서든, 여성과의 성교에서든 사정할 때의 쾌감이 섹스에 있어서의 가장 커다란 쾌감임에는 틀림없다. 또한 남자가 섹스를 하고 싶다고 생각하는 궁극적인 목적이 사정에 의한 쾌감을 얻고 싶다는 데 있다는 것도 모르는 바는 아니다.

청년기에는 하룻밤에 몇 번을 사정해도 정자가 남아돌지만 정자의 생산능력이 저하되기 시작하는 중장년기의 남성은 매번 사정을 하면 정자의 생산량이 그를 따라잡지 못하여 성욕이 감퇴하고 섹스의 회수가 줄어들게 되는 원인의 하나가 된다.

인간의 성행위에는 세 가지 목적이 있다고 생각한다. 그 하나는 생식을 목적으로 한 성이며, 또 다른 하나는 쾌락을 추구하는 성, 그리고 마지막 하나는 커뮤니케이션을 위한 성이다. 그리고 우리들 중장년층의 대부분은 이미 생식을 위한 성은 졸업했을 것이다. 따라서 나머지, 쾌락을 추구하는 성과 커뮤니케이션을 위한 성이 섹스의 목적이라고 말할 수 있을 것이다.

두 가지 목적을 동시에 달성하는 것이 이상적이기는 하지만 남녀 모두 최고의 쾌락을 동반하지 않는 커뮤니케이션을 주목적으로 하는 섹스도 중장년들에게는 아주 새로운 경험이 될 것이다.

남녀를 불문하고 성기는 사용하지 않으면 그 기능이 쇠퇴한다. 생물학에서 말하는 용불용설(用不用說)이 여기에도 적용된다. 하지만 꾸준히 사용하는 동안에는 원기를 잃지 않으며, 오히려 사용하면 사용할수록 더욱 건강해진다.

특히 갱년기를 맞은 여성의 경우, 경험을 통해서 알게 된 사실인데 그 이전부터 섹스를 계속해온 여성들은 갱년기를 맞아서도 여성호르몬 분비능력이 그다지 떨어지지 않고, 따라서 갱년기의 영향도 그다지 받지 않는다.

하지만 섹스를 이미 중단한 여성이나 그 빈도가 적은 여성은 여성호르몬 분비량의 감소가 현저하게 나타나 그 영향 때문에 갱년기 장애로 고생을 하는 사람들이 많다. 그 책임의 일부는 성의 파트너인 남성에게도 있는 것이다.

특히 갱년기를 앞둔 아내를 두고 있는 남성들은 그런 의미에서도 섹스를 중요하게 생각해주기를 바란다.

사정의 쾌감은 정액이 사출되기 직전 2, 3초간의 마지막 순간이 결정적인 순간이 되는데, 남자도 50대 후반이 되면 그 결정적인 순간이 점점 사라져 사정 자체의 쾌감도 약해지는 것이 보통이다. 따라서 중장년 남성의 섹스는 사정의 쾌감만을 목적으로 할 것이 아니라, 여성의 쾌감을 우선시하는 섹스, 사랑하는 여성과의 교감을 목적으로 하는 섹스로 방향을 전환하는 것도 현명한 방법이라고 생각한다.

남자는 정낭의 저장 탱크가 정자로 가득 차게 되면 그것을 배출하고 싶다는 욕망에서 페니스가 발기하게 되어 매일이라도 섹스가 가능하게 되는 것이므로 섹스의 회수를 늘리고 싶다면 사정을 참고 정액을 저장해두는 것이 가장 좋은 방법이 되는 셈이다.

그렇다고 해서 너무 사정을 하지 않으면 이번에는 정자를 만들고, 사정을 하는 기능이 쇠퇴하게 된다. 남자는 50대 정도까지는 1주일쯤 지나면 탱크가 가득 찬다고 알려져 있으니 그것을 기준

삼아 사정의 빈도를 조절하면 되는 것이다.

나는 집에 있을 때는 가능한 한 매일 밤 아내와 친밀하게 지내기 위해 노력하고 있다. 친밀하게 지낸다는 것은, 침대 속에서 자장가 대신에 서로의 살을 비비고, 성기를 만지고 하다가 페니스가 힘을 내게 되면 배후횡와위(背後橫臥位)로 뒤에서 삽입을 하며 노는 것을 말한다. 잠이 오지 않을 때는 20분 정도 그렇게 노는 때도 있으며, 10분 정도일 때도 2, 3번 그렇게 노는 것만으로도 잠들어 버리는 경우도 있다.

또 그렇게 놀다가 아내가 원할 때는 아내가 만족을 느낄 수 있도록 봉사하는데 나는 사정까지는 하지 않는다. 나는 정자가 조금 많이 쌓였다고 생각될 때 사정을 하는데 그것은 2주일에 한 번 정도이다. 그 정도 빈도라면 사정을 한 후에도 정자가 전부 방출되지 않고 아직 남아 있는 듯한 느낌이 들어서 다음 날에도 다시 페니스가 건강하게 발기되기 때문에 내게는 매우 적절한 페이스라고 생각된다.

아내는 지금 만 60세인데 덕분에 갱년기 장애도 거의 없었으며 촉촉함도 젊었을 때와 변함이 없을 정도로 충분하다. 섹스는 마음과 마음의 접촉이 가장 중요하다. 서로 다정한 말을 나누고, 스킨십을 나누며 비록 사정까지는 가지 않는다 하더라도 때로는 삽입을 즐기고…….

나는 중장년들의 섹스는 바로 거기에 궁극적인 기쁨이 있으며, 또 그것으로도 충분하다고 생각한다.

여자의 만족이야말로 남자의 기쁨이다

남자와 여자 모두 기분 좋은 느낌 때문에 섹스를 한다. 그런데, 그 기분이 좋다는 것이 상대방이 어떤 기분인지 서로 알지 못한다는 점 또한 재미있는 사실이다.

남자들은 여자들이 그렇게도 몸부림을 치고, 신음소리를 내며, 자신과 세상을 모두 잊을 정도로 흥분하고, 끝내는 절규를 하거나 실신까지 해버릴 정도이니 매우 좋은 것임에 틀림없다고 생각하고 있다. 반대로 여자들은 남자들이 사정을 한 후, 완전히 나가떨어지는 것을 보고, 자신들에게는 사정 같은 눈에 보이는 사출 행위가 없기 때문에 역시 남자 쪽이 더 좋은 것이 아닐까 하고 생각하고 있는 듯하다.

물론 남자와 여자 모두 엑스터시에 이르는 순간에는 맥박수가 어떻게 변하며, 국부의 근육이 어떻게 수축하는지 과학적으로는 밝혀지고 있고 그때의 기분에 대해서는 소설 등에 여러 가지로 표현되어 있지만 실제로는 어떤 기분인지는 남자도 여자도 서로 영원히 알 수가 없는 것이다.

그럼에도 불구하고 끊임없이 섹스를 계속하고 있다는 것은 남자와 여자 모두 각자 나름대로의 만족감을 얻고 있기 때문임에 틀림없으며, 또 그것으로 충분한 것이다.

이러한 엑스터시, 혹은 오르가슴에 대한 연구는 거의 진행되어 있지 않은 것이 현실인데, 역시 남자들의 입장에서 보자면 여자들의 오르가슴은 수수께끼투성이다.

남자는 10세 전후에 처음으로 사정을 경험한다. 사정에 의한 쾌감은 경험이 아무리 많아져도 거의 변함이 없는데 비해 여자들의 쾌감은, 물론 상대 남성의 테크닉에 따라서 달라지기는 하지만, 경험을 쌓아감에 따라서 점점 개발되고 더욱 쾌감을 느끼게 된다고 한다. 남자로서는 부러운 일이 아닐 수 없다.

또 남자는 그 성감대가 성기 주변이나 항문, 유두 주위에 한정되어 있는데 반해서 여자의 성감대는 거의 전신에 퍼져 있어서 사랑하는 남자와 함께 있을 때는 여체 전부가 성감대로 변한다고 하니 이것 역시 남자들에게는 선망의 대상이 되는 부분이다.

지금까지 여성의 오르가슴에 대해서 얘기할 때마다 클리토리스 오르가슴이니 바기너 오르가슴이니 하고 다양한 설명들이 등장하는데, 그에 비해 남자들의 오르가슴은 그야말로 단순함 그 자체, 오직 하나 사정할 때의 겨우 몇 초로 끝나 버린다. 참으로 허탈한 일이다.

그리고 여자들은, 한 번의 섹스중에도 남자와는 달리 몇 번이나, 그것도 그다지 노력하지 않아도 엑스터시에 도달할 수 있다고 하니 이것 역시 남자와는 천지 차이를 보이고 있는 점이다.

이러한 차이는 아마도 신이 여자들에게 부여한, 출산이라는 중대한 일에 대한 보답일 것이라고 나는 생각하고 있다. 남자들이 부러워해 봐야 아무런 소용도 없는 일이니, 사실은 사실대로 받아들이고 섹스에 있어서 남자는 오르가슴을 얻은 여성들의 봉사자가 되어주기를 바랄 따름이다.

　타인에게 만족감을 주는 행위는 인간이 할 수 있는 행위 중 가장 숭고한 사랑의 행위이다. 따라서 사랑하는 상대를 기쁘게 해줄 수 있다는 것은 자신이 쾌감을 얻는 것보다도 훨씬 더 즐겁고 행복한 일이다.

　그렇기 때문에 남자는 역시 성적으로 강하고, 힘이 있으며, 또한 부드러워야 하는 것이다.

성적으로 강해지는 세 가지 원칙

　성적으로 강해지기 위한 세 가지 원칙은 '믿을 것', '실천할 것', '지속적으로 할 것'이다.

　나는 남들이 '이것은 정력에 좋다'고 가르쳐주는 것이 있으면 동서고금의 것을 막론하고 우선은 믿고 실행해보고 있다. 그런 다음에 자신에게 맞는 것과 맞지 않는 것을 가려내어, 맞는 방법만을 계속해서 실행하고 있다.

　하찮은 것이라도 그것을 믿으면 귀중하게 느껴지는 법인데, 인간은 무슨 일에 있어서건 의심을 품고 그 일을 하면 좀처럼 성취감을 맛보지 못하지만, 믿고 자신의 '신념'으로까지 승화시킨 일은 곧 몸에 배어서 힘이 되어주니 참으로 신비하다고도 할 수 있겠다.

또, 수많은 분들이 "최근에 정력이 완전히 빠져버렸는데 뭐 좋은 방법이 없느냐?"며 나를 찾아와서 질문하곤 한다. 그분들에게 여러 가지 정력이 좋아지는 방법을 전수해주는데, 대부분이 3일이나 일주일 정도 후에 다시 찾아와 "가르쳐준 대로 했지만 효과가 나타나질 않는다"고 말한다.

한 번 생각해보시길 바란다.

"당신은 도대체 몇 년 동안 거기를 돌보지 않으셨습니까? 틀림없이 몇 십 년도 넘게 페니스나 고환에 마사지 한 번 해준 적도 없을 겁니다. 그리고 음식도 입맛이 당기는 대로 먹고 싶은 것을 마음껏 드셨을 것이고, 그에 비해서 운동이라고는 한 달에 겨우 한두 번 골프를 치러 가는 게 전부였겠지요. 그런 식으로 몇 십 년 동안 제대로 돌보지 않은 물건을 3일이나 일주일만에 건강하게 만들겠다니, 그게 있을 법한 얘깁니까? 그렇게 할 수만 있다면 나는 노벨상을 받을 것입니다"라고 웃으며 말한 뒤, 조금만 더 참고 계속해서 실행하도록 일러준다.

인간이 몸은 약 60조 개에 이르는 세포로 구성되어 있는데 그중 50만 개가 매초마다 분열하며 새로워지면서 젊음을 유지하고 있다. 그런 식으로 생각해본다면 지금 내 몸의 체질을 완전히 개선하는데 최소한 3년 정도는 걸리는 셈으로, 정말로 건강해지고 성적으로도 강해지고 싶다면 3년은 아니더라도 3개월이나 6개월 정도는 참고 계속해주길 바란다.

성격이 급하고 참을성이 없는 사람들을 위해서 비교적 빠른 효과를 보이는 '원기회복법'을 뒤에 소개해 놓기는 했지만, 조금 시간이 걸리더라도 참된 의미에서의 건강한 몸을 만들어 자신의 실력으로 평생 현역으로 섹스를 즐길 수 있다면 그보다 더 좋은 일은 없을 것이다. 그러기 위해서는 조금만 더 참고 계속해서 실행하여 그 성과를 실감해 보기를 바라는 마음이다.

섹스 평생 현역의 꿈으로 살아가자

장수에도 두 가지 패턴이 있어서 건강하게 오래 사는 '장수'와 약해진 몸으로 목숨만 연명해 가는 '장명(長命)'이 있는데 어느 쪽을 택하겠는가?

앞으로의 고령화 사회에서는 장수하는 노인들이 가장 염두에 두어야 할 것이 '건강'이라는 점은 두말 할 필요도 없다. 어차피 오래 살 바에는 약을 달고 살거나 누운 채로 지내기보다는 건강하고 힘차고 활기있게 살고 싶다는 것이 인지상정이다.

하지만 활기나 건강이라는 것은 필요할 때 갑자기 얻을 수 있는 것이 아니다. 노후의 건강은 현재를 어떻게 살아가는가에 따라서 결정된다는 사실을 명심해야 한다.

수명이 연장된다는 것은 그만큼 인생을 즐길 시간이 늘어난다는 뜻이다. 인생을 즐기기 위해서는 건강하고 활기에 넘쳐야 한다. 그리고 그 건강과 활기는 현재를 충실하게 살아가는 일, 현재를 열심히 살아가는 일이 밝은 미래와 연결된다는 사실이다.

그렇다면 건강하게 오래 살기 위해서는 어떻게 해야 할까?

중국 4천 년의 역사 속에서도 역대 모든 황제들은 불로장생을 바라고 불로불사의 음식이나 묘약을 찾아서 헤맸지만, 안타깝게도 그 소망을 이루어 장수한 사람은 드물다. 오히려 단명한 사람들이 많다. 그 단명의 원인은 지나치게 장수를 의식하여 포식을 하고, 후궁을 두고 과도한 성생활을 했기 때문이라고 알려져 있다.

하지만 중국의 유명한 〈의심방(醫心房)〉이나 인도의 탄트라요가 등에서는 올바른 섹스야말로 건강, 장수의 비결이라고 했는데 나도 같은 생각이다.

즉, 남자와 여자의 결합은 '양'과 '음'의 결합이며 우주의 구조와 일체화되는 것이기 때문이다.

우주의 모든 구조는 '양'과 '음'으로 이루어져 있다. 하늘과 땅, 태양과 달, 밤과 낮 등. 그리고 이 양과 음의 결합에 의해서 우주의 모든 것들이 살아나기도 하고 죽기도 한다. 인간도 예외 없이 양과 음의 관계 속에서 살아가고 있고 그 기본이 되는 것이 남자와 여자이며 남녀의 관계, 즉 섹스이다.

이와 같은 어려운 이야기는 그만두고, 섹스를 하면 인간은 왜 활기차게 오래 살 수 있는가에 대해서 생각해보자.

인간은 다른 동물들과는 달리 발정기가 와서 본능적으로 교미를 하는 것이 아니라 이 사람이 좋다, 이 사람과 관계를 갖고 싶다고 느껴야 비로소 페니스가 발기하고 질이 촉촉하게 젖어들면서 섹스를 하는 동물이다. 따라서 뇌가 성욕을 느낄 수 없을 만큼 약해져 있으면 "일어서라!", "젖어라!" 하는 명령을 뇌가 내리기 않기 때문에 페니스는 축 늘어진 상태, 질은 나 몰라라 하는 상태가 되어버린다.

즉, 섹스를 하고 싶다고 느끼는 뇌는 건강한 뇌이며 그와는 반대로 성욕도 느끼지 못할 정도로 쇠약해진 뇌로는 몸의 각 부분에 제대로 명령조차 내릴 수가 없기 때문에 치매나 노쇠가 일어나게 되는 것이다.

내가 매일 "야한 생각을 하십시오. 사랑을 하십시오" 라고 말하는 것은 언제나 뇌를 자극하여 뇌가 쇠약해지지 않도록 하기 위해서이다.

사랑에 빠져 두근거리는 젊은 뇌는 페니스를 힘차게 발기하도록 하며, 건강한 페니스는 섹스를 가능하게 한다. 그리고 섹스의 자극이 다시 뇌를 건강하게 하고, 온몸에 건강한 명령을 내리게 하여 치매나 노화로부터 멀어지게 한다.

이처럼 건강하게 오래 살기 위해서는 언제나 활성화된 건강한 뇌가 필요한데, 그것을 위해서는 섹스에 의한 자극이 가장 효과적이다.

또한 심리적인 것을 제외하면 섹스는 순수하게 전신의 근육과 심장, 폐 등을 사용하는 육체운동이다. 따라서 몸이 건강하지 않으면 섹스도 불가능하며, 강해진다는 것은 있을 수도 없는 일이다.

몸은 사용하지 않으면 약해진다. 근육도 사용하지 않으면 약해진다. 페니스도 질도 마찬가지이다.

따라서 남자와 여자 모두 서로가 만족할 수 있는 좋은 섹스를 즐기고 싶다면 평소부터 허리, 다리와 심폐기능을 단련시켜 두어야만 한다. 특히 남자는 한 번의 섹스에 필요한 에너지가 100미터를 전력질주 할 때 필요한 에너지와 거의 맞먹는다고 하니, 지하철역 계단을 오르는 것이 힘들어 언제나 에스컬레이터를 이용한다면 섹스는 도저히 불가능한 것이라고 해도 좋을 것이다.

평소부터 섹스 정도는 아무렇지도 않게 해치울 수 있을 만큼의 체력을 가지고 있는 사람은 지하철 계단을 쉽게 오를 수 있다. 그렇게 평소 허리, 다리를 단련시키고 심장과 폐를 단련시킨 사람은 나이를 먹어서도 병으로 몸져눕는 일 없는 건강한 사람이 될 수 있는 것이다.

섹스를 싫어하는 사람이라면 몰라도 섹스를 좋아하는 사람들에게, 이처럼 자신이 좋아하는 섹스가 건강하게 오래 사는데 큰 도움이 된다고 한다면, 이처럼 반가운 말도 없을 것이다.

뇌를 단련하고, 몸을 단련하고, 식사에 조금 신경을 써서 부디 언제까지고 평생 현역으로 섹스를 즐길 수 있다는 꿈을 가지고 살아가 주기를 바란다.

제2장

정력 감퇴의
8가지 원인

뇌의 노화가 남자의 정력을 감퇴시킨다

우리가 성욕을 느끼거나 페니스에 발기 명령을 내리는 것은 뇌이다. 따라서 뇌가 노화되거나 둔화되면 성욕이 일어나지 않게 되며 페니스도 발기하지 않게 된다.

페니스의 발기에는 '중추성 발기'와 '반사성 발기'가 있다.

'중추성 발기'는 심리적인 자극, 예를 들어서 여성의 알몸을 보거나 야한 비디오를 보거나 성적인 일을 상상하거나 할 때 그 정보가 대뇌를 경유하여 성중추에 전달되고 그것이 요수의 발기중추에 전달되어 페니스의 해면체에 다량의 혈액이 흘러 들어가 일어나는 발기이다. 만약 여성의 알몸을 보고도 아무 것도 느끼지 못한 정도로 뇌가 노화되어 있다면 뇌로부터 '발기하라!'는 명령은 평생 발기중추로 내려지지 않을 것이며, 따라서 당연히 발기하는 일도 없을 것이다.

또 손으로 주무르는 등 페니스를 자극하면 그 자극이 발기중추에 전달되어 발기하게 되는 '반사성 발기'에 있어서도, 그 쾌감이 뇌에 전달되어 뇌로부터 '기분이 좋으니 발기된 상태를 그대로 유지하라!'는 명령이 떨어지지 않으면 오랜만에 건강하게 발기한 페니스도 곧 시들어버리게 된다.

이처럼 뇌의 건강을 잃게 되면 남자는 발기력도 지속력도 약해지는 법이다.

그렇다면 뇌는 무엇에 의해서 건강하게 활동하는 것일까? 그것은 뇌내 호르몬의 작용에 의해서라고 알려져 있다.

인간의 뇌에는 약 1천억 개의 신경세포와 신경세포의 결합, 영양보충 등의 역할을 담당하는 2천억 개의 지지세포가 존재하는데 이들 신경세포는 하나의 선에 연결된 것이 아니라 하나 하나의 세포가 시냅스라는 결합 부분에 의해서 연결되어 있다.

그리고 이 시냅스를 매개로 신경세포의 정보를 차례 차례로 전달하여 뇌의 활동을 활발하게 하고 있는 것이 신경전달물질이라 불리는 뇌내 호르몬이다.

현재 이 뇌내 호르몬은 약 50종류가 발견되었는데, 이들 호르몬의 분비가 활발해질수록 뇌는 젊고 건강하게 활동을 한다고 알려져 있다.

그 중에서도 쾌감호르몬이라고 불리는 도파민이나 회춘호르몬이라 불리는 멜라토닌 등은 성욕 증진에 관계되는 호르몬이다. 이들 호르몬이 활발하게 분비되게 하기 위해서는, 우선 오감을 최대한으로 활용하고, 특히 마음이 편안해지는 생각을 하는 습관을 들이며, 빠른 걸음으로 걷는 등 적당한 운동을 하여 뇌와 몸의 혈액 순환을 원활하게 하고, 고기나 콩 등과 같은 양질의 단백질을 섭취하여 뇌에 영양을 공급하는 일이 중요하다.

또 인간을 사랑하거나, 감동하고, 쾌감을 느끼는 등의 일은 뇌를 젊어지게 하는 방법 중 가장 좋은 방법인데 이를 위해서는 우뇌를 좀더 활용하는 것이 중요하다.

잘 알려진 바와 같이 인간의 대뇌는 좌뇌와 우뇌로 나뉘어져 있으며 각각 서로 다른 역할을 담당하고 있다. 좌뇌는 논리적인 사고와 언어, 계산, 분석 등을 담당하고 있으며, 우뇌는 직관적 사고와 감성 등을 담당하고 있다.

인간을 사랑하게 하고, 연애하는 마음을 품게 하는 것은 우뇌가 담당하는 일인데, 오늘날은 정보사회, 관리사회, 지식을 중시하는 교육 등으로 인해 좌뇌를 사용할 일이 많아져서 우뇌가 담당하는 정감이나 감성과 같은 것은 소홀히 여기는 경향이 있다.

하지만 특히 섹스에 관해서는 우뇌가 담당하는 역할이 크기 때문에 섹스에 강해지고 싶다면 우뇌의 발달에 신경을 쓰는 것이 중요하다.

우뇌를 발달시키기 위해서는 틀에 박힌 생각이나 생활방식에서 벗어나 무슨 일에나 흥미와 호기심을 가지고 살아가는 감성적인 인간으로 삶의 태도를 바꿔야 한다.

미술을 감상하고, 음악을 듣고, 취미인 바둑이나 장기를 즐기고,

자연 속을 산책하고, 사람을 사랑하고, 사랑하는 마음을 품고……. 인간이 가지고 있는 시각, 청각, 후각, 미각, 촉각 등의 오감을 적극적으로 활용하여 살아가는 것이 우뇌 활성화에 효과적이다.

섹스에 강해지고 싶다면 우선 뇌를 언제나 젊고 건강하게 유지하도록 해야 하며, 특히 우뇌를 활성화시켜야 한다.

고환의 기능 저하가 남자의 정력을 감퇴시킨다

섹스라고 하면 남자들은 바로 페니스의 크기나 모양을 문제로 삼기 쉽다. 틀림없이 페니스는 교접기(交接器)로써 직접 여성의 성기와 접촉하여 여성을 희열로 인도하고 남성 자신에게도 또한 사정의 쾌감을 부여하는 등 섹스에 있어서는 언제나 화려한 스타와도 같은 입장에 있다.

그에 비해 고환은 언제나 덜렁덜렁 매달려 있어 언뜻 보기에는 아무런 도움도 되지 않는 것처럼 보인다. 하지만 남자의 정력을 좌우하는 중요한 열쇠를 바로 이 고환이 쥐고 있다.

고환이 하는 두 가지 커다란 일은, 남성호르몬을 분비하고, 정자를 생산하는 일인데 이 두 가지에 따라서 남자의 정력이 거의 결정된다고 해도 과언이 아니다.

성욕호르몬이라 불리는 남성호르몬(테스토스테론)의 일부는 부신에서도 분비되지만 대부분은 고환(정소)에서 분비된다. 그리고 그 남성호르몬이 많이 분비되면 성욕이 강해지고, 부족하면 성욕이 약해지기 때문이다.

또 남자는 정자가 과다하게 생산되어 정낭에 있는 저장고가 넘쳐날 정도가 되면 그것을 배출하고 싶다는 욕망에 사로잡히게 되는데 그것이 성충동으로 나타나는 것이다.

언제나 활발하게 정자가 생산되는 청년기에는 시도때도 없이 페니스가 발기하여 당황하게 만드는 것도 바로 이 때문이다. 반대로 중장년이 되어 남자로서의 성 능력이 약해지는 가장 큰 이유는 이들 남성호르몬의 분비량과 정자의 생산량이 나이가 들어가면서 줄어들기 때문이다.

만약 언제나 현역으로 섹스를 즐기고 싶다면 페니스의 크기나 모양을 문제 삼기 이전에 고환의 존재와 역할을 재인식하고 고환이 언제나 활발하게 남성호르몬을 분비하고 정자를 대량으로 생산할 수 있게 활성화시키도록 노력해야 한다.

덧붙여서 말하자면, 충분한 정력이 있는 건강한 남성의 고환은 음낭에 주름이나 골이 많다. 이것은 고환이 정자를 생산하기에 가장 적당한, 체온보다 4~5도 낮은 온도를 유지하기 위한 라디에이터 역할을 하는 것이다.

만약 음낭에 주름이나 골이 적고 보기에도 축 늘어져 있으면 고환의 온도가 상승하여 정자를 생산할 수 없을 뿐만 아니라 쌓아둔 정자까지도 죽어가고 있는 것이니 주의해야 한다.

또 건강한 고환은 하나의 크기가 메추리알만하거나 그보다 조금 큰 정도로, 무게는 약 20g 정도인데 건강을 잃게 되면 조금 작아지고 중량감도 떨어지게 된다.

그리고 건강한 고환은 탄력이 있으며 손으로 만져보면 딱딱하게 뭉쳐 있는 듯한 느낌이 들지만 건강을 잃은 고환은 말랑말랑하고 부드럽기 때문에 이것이 고환의 체크 포인트가 된다.

다음으로 자신의 정액을 체크해 보는 것도 건강도를 측정하는 데 중요한 요소가 된다.

조사 포인트는 색, 양, 냄새, 끈적임 등의 네 가지 점이다. 우선, 색은 우윳빛이 이상적이며, 이것이 투명에 가까울수록 정자의 농도가 엷다는 증거이다. 정액의 양은 4~5일 금욕한 후에 사출한 정액을 콘돔에 몰아 그 크기가 직경 1cm 이상. 냄새는 가벼운 자극성이 있을 것. 그리고 너무 묽지 않고 약간 끈적임이 있는 것이 건강한 정액이다.

정액은 정자에 영양을 공급하고 그 활동을 활발하게 하는 중요한 역할을 담당하고 있는데, 그 정액을 분비하는 전립선이나 정낭선(精囊腺)의 건강도를 정액을 통해서 때때로 체크하는 일도 중요하다. 고환의 체크와 함께 꼭 병행해주기 바란다.

혈관의 노화가 남자의 정력을 감퇴시킨다

뇌와 함께, 성적 능력을 쇠퇴시키고 인간의 노화에 커다란 영향을 미치는 것이 혈관과 혈액이다.

우리 몸 속을 구석구석 달리고 있는 혈관을 모세혈관까지 한 줄로 연결하면 그 길이는 약 10만㎞, 지구를 2바퀴 반이나 돌 수 있는 길이라고 한다. 그 혈관은 뇌를 비롯하여 약 60조 개의 체세포 하나 하나까지 혈액을 통해 산소와 영양과 호르몬을 공급하여 체세포의 젊음을 되찾게 해주고 있다.

그와 동시에 혈관은 혈액을 통해서, 체내에 침입한 이물질이나 병원균과 싸워 이를 퇴치하고 노폐물을 운반하는 중요한 역할도 담당하고 있다. 따라서 혈관이 노화되거나, 그 기능이 저하되거나, 혈액이 더러워지면 체세포도 산소와 영양이 부족해져서 젊음을 잃고 그 활동이 저하된다.

이것은 고환과 페니스 등과 같은 성기도, 그리고 그들 성기를 지탱해주고 있는 근육이나 성의 신경도 마찬가지이다.

고환으로 연결되는 혈관도 그렇지만 고환 자체 속에 있는 혈관이 노쇠해지면 고환에 산소공급과 영양보급이 제대로 이루어지지 않아 정자의 생산과 남성호르몬의 분비에 지장을 가져와, 결과적으로 성욕이 감퇴하거나 페니스의 발기력이 약해지게 된다.

페니스도 역시 마찬가지다. 페니스를 발기시키는 음경해면체의 혈관이 노화되어 막혀버리면 뇌가 '발기 명령'을 내려도 다량의 혈액이 페니스로 흘러 들어가지 못하게 되어 결국 페니스가 발기하지 못하게 되는 결과를 초래한다.

또 페니스는 페니스만으로 발기하는 것이 아니라 그것을 지탱해주는 성과 관련된 근육과 성과 관련된 신경 등의 힘이 합쳐져야 비로소 발기가 되는 것이다. 그렇기 때문에 이들 부위의 모든 혈관이 튼튼하고 혈액순환이 좋아야 페니스가 건강하게 발기하기 위한 조건이 된다.

다음으로 혈액을 살펴보면, 건강한 사람의 혈액은 맑고 필요한 항체를 포함하고 있지만, 건강하지 못한 사람의 혈액은 항체도 적으며 끈적끈적하여 혈액순환도 좋지 않다.

이들 혈관과 혈액이 건강하지 못한 원인은 공해, 환경호르몬 등 현대인을 둘러싼 환경오염과 포식, 과다한 염분 섭취, 운동부족, 스트레스 등과 같은 나쁜 생활습관이 불러일으키는 '생활습관병'에 의한 것이 크다.

현대인은 그와 같은 환경 속에서 살아갈 수밖에 없기 때문에 스스로의 건강은 스스로 지킬 수 있도록 평소부터 잘 생각하고 주의를 기울여 살아가는 것이 무엇보다도 중요하다.

발기 회수와 사정 빈도의 감소가 정력을 감퇴시킨다

근육이나 심장, 폐를 비롯한 대부분의 신체 기관이 그런 것처럼 페니스와 고환(정소)도 사용하지 않으면 쇠퇴하게 된다.

우선 페니스에 대해서 보면, 쓸 일이 없어도 때때로 완전하게 발기를 시켜서 해면체에 혈액이 흘러 들어가도록 연습해두지 않으면 해면체의 혈관이 수축된 채로 있게 되어 유연성이 떨어지게 된다.

혈관이 노화되고 유연성을 잃어버린 해면체는 마치 구멍이 숭숭 뚫린 스펀지와 같은 상태가 되어, 후에 아무리 혈액을 흘려보내도 혈액이 가득 차지 않기 때문에 페니스도 발기하지 않게 되는 결과를 가져온다.

나는 시간만 나면 페니스를 만져서 그것이 발기하도록 하는 습관을 가지고 있다. 고등학교 때 배웠던 파블로프의 조건반사를 페니스의 발기에 응용해보고 싶었기 때문이다.

결과는 대성공. 지금은 특별한 성적 자극 없이 페니스를 만지고 조금 마찰하는 것만으로도 간단하게 발기시킬 수가 있다.

건강하지 못한 사람이라도 아침에 일어나면 페니스가 조금 경직되어 있는 듯한 기미를 보이는데 그때를 이용하여 자극을 줘서 발기시키는 방법도 좋고, 포르노비디오 등의 힘을 빌려서 발기시켜도 좋으니 하루에 2~3번 정도 페니스를 발기시키는 습관을 들여야 한다.

또한 고환(정소)은 남자의 성적 능력을 좌우할 정도로 중요한 기관인데 그것이 활발하게 작용하도록 하기 위해서는 중장년 남성이라 할지라도 1~2주에 한 번은 사정을 하여 정자를 방출할 필요가 있다는 게 정설이다.

예전에는 〈양생훈(養生訓)〉속의 이야기를 근거로 '접촉은 하되 사정하지 않는다'가 정력을 강화시키는 가장 좋은 방법이라고 알려졌었다. 쓸데없이 정(精)을 배출하면 신장이 허해져 노화를 재촉하기 때문에 가능한 한 정을 배출하지 말고 '환정법(還精法)'을 이용하여 그 정을 다시 체내로 되돌리면 언제까지나 젊음과 정력을 잃지 않고 살아갈 수 있다는 것이다.

그러나 현대 의학에서는 이를 부정하고 오히려 앞에서 얘기한 것처럼 중장년이 되어서도 성적 기능을 유지하고 활성화시키기 위해서는 적당한 방출이 필요하다고 말하고 있다.

그 이유는, 젊었을 때는 정자가 왕성하게 생산되기 때문에 고환의 저장고가 가득 차도 끊임없이 정자가 생산되어 지나치게 많이 쌓이게 된 정자는 몽정 등의 형태로 자연스럽게 방출된다. 그렇게 해서 저장고가 비게 되면 '저장고가 비었으니 다시 정자를 생산하라'라고 대뇌가 명령을 내려 정자의 생산이 재개된다.

그러나 남자 나이 25세를 넘으면 대뇌로부터의 명령이 바뀌어 저장고가 가득 차게 되면 '더 이상 정자를 생산하지 않아도 된다'는 명령이 떨어지게 된다.

일반적으로 성인 남성의 경우는 한 번 방출하게 되면 약 일주일 정도 후에 다시 정자가 저장고에 가득 차게 되는데, 가득 차면 뇌의 명령으로 남성호르몬이 활발하게 분비되고 그 남성호르몬이 성욕을 불러 일으켜 정자를 방출하도록 하여 새로운 정자 생산에 돌입하게 되는 것이다.

중장년이 되어 사정을 자제하고 쌓인 정자를 방출하지 않으면 정소는 언제까지고 새로운 정자를 생산하지 않을 뿐만 아니라 남성호르몬도 충분하게 분비되지 않기 때문에 성적 능력의 저하를 가져오게 된다.

나의 경험에 의하면 2주일에 한 번 정도가 가장 적당하기 때문에 대체로 그 페이스를 유지하려고 노력하고 있는데 이는 사람에 따라서 다르다. 정자 생산 주기를 고려한다면 일주일에 한 번 방출하는 것이 가장 이상적이라고는 하지만 각자 자신에게 맞는 페이스를 찾아내는 것이 좋을 것이다.

어쨌든 페니스를 발기시키는 습관을 들이는 일과 중장년이 되어서도 적절하게 정자를 방출하는 일을 잊지 말고 실행해주어야 한다.

체력·근력의 저하가 남자의 정력을 감퇴시킨다

섹스는 심리적인 것을 제외하면 완전한 육체운동이다. 따라서 기본적으로 몸이 튼튼하지 않으면 섹스에 강해질 수가 없다.

특히 허리가 아프다거나, 등이 아프다거나, 배가 나오고 근육이 쳐져 있다면 섹스에서는 그 근육들을 중점적으로 사용하기 때문에 강해질 수가 없는 것이다.

몸은 사용하지 않으면 약해진다. 근육도 사용하지 않으면 점점 약해진다. 자동화가 발달된 현대 사회에서는 인간이 움직이지 않아도 대부분의 일을 기계가 해주기 때문에 굳게 마음 먹고 몸을 움직이도록 노력하지 않으면 아무래도 운동 부족이 되어 몸은 퇴화하고 근육도 쇠약해지게 된다.

옛날부터 '건전한 신체에 건전한 정신이 깃든다'라는 말이 있다. 몸이 건강해지면 마음도 자연스럽게 건강해져서 무슨 일에 있어서나 자신감을 갖게 된다. 자신감이 솟아나면 섹스에도 강해진다. 그것은 섹스에 약해지는 원인 중 하나로 약해진 마음을 들 수 있기 때문이다.

꼴도 보기 싫은 튀어나온 배, 평소에 움직이지 않는 허리와 다리, 금방 숨이 턱까지 차오르는 지구력, 그러한 것들을 스스로 느끼기 때문에 더욱 섹스에 약해지는 것이다.

보기에도 단단해 보이는 몸, 민첩한 허리와 다리, 웬만한 운동으로는 숨도 차지 않는 스태미너, 만약 이런 몸을 갖게 된다면 섹스에 대한 의욕도 솟아날 것이며, 그 의욕이 더욱 커다란 노력을 불러일으켜서 자신감 넘치는 섹스를 가능하게 할 것이다.

일반적으로 한 번의 성교에서 소모되는 남자의 체력은 100m를 전력 질주했을 때 소모되는 에너지와 맞먹는다고 알려져 있다.

생각해 보면, 전희에서 삽입, 삽입 운동에서 후희에 이르기까지 무의식중에 상당히 많은 근육을 움직이고 있으며 내장도 많은 작용을 하고 있다.

심장을 예를 들면, 평소에는 맥박 수가 일분에 70 전후이지만 흥분을 하게 되면 120, 절정에 이를 때는 180까지 올라간다고 알려져 있다.

이렇게 되면 심장도 상당한 속도로 일을 해야만 한다. 또 혈압도 상승한다. 심장이 이처럼 일을 하게 되면 그곳으로 산소를 보내는 폐도 풀 가동하지 않으면 안 된다. 즉, 근육뿐만 아니라 심장과 폐도 강하게 만들어야 하는 것이다.

하지만 다행스럽게도 근육을 단련해두면, 다시 말해서 평소부터 100m를 달려도 아무렇지도 않을 만한 몸으로 단련해두면 심장과 폐도 그것에 견딜 수 있을 만큼 강해지게 된다.

또한 페니스의 발기나 사정에는 다리의 대퇴근(大腿筋)과 구해면체근(球海綿體筋), 좌골해면체근(左骨海綿體筋), 천·심회음횡근(淺·深會陰橫筋), 외항문괄약근(外肛門括約筋) 등 성과 관련된 근육이 크게 관여하는데, 이들 근육도 그대로 방치하면 나이를 먹어감에 따라서 점점 쇠퇴한다. 하지만 지금까지 들어본 적도 없는 이러한 근육들을 의식적으로 단련하고 있는 사람은 아무도 없을 것이다.

이들 근육은 회음부(會陰部)라고 불리는, 고환과 항문 사이에 집중적으로 분포되어 있는데 이곳은 발기력과 사정할 때의 힘을 증강시키는 혈이 되는 곳이다. 정력이 감퇴한 남성은 이 부분이 딱딱하게 굳어 있고 근육들의 혈액 순환도 나빠져 있기 때문에 발기력과 사정할 때의 힘이 약해지는 것이다.

이처럼 다리와 허리를 단련하여 성과 관련된 근육을 건강하게 만드는 것이 정력 향상을 위한 중요한 열쇠가 되는데 구체적인 단련법 등은 뒤에서 서술하도록 하겠다.

포식과 성인병이 남자의 정력을 감퇴시킨다

아무리 생각해봐도 대부분 현대인들은 운동량에 비해서 지나치게 과식을 하고 있다. 그 결과가 성인병(생활습관병)이라고 하니 많은 돈을 들여서 사치스러운 생활을 한 결과 병을 얻은 것이다. 도저히 수지에 맞지 않는 셈이 되었다.

제2차 세계대전 전후, 끼니도 제대로 잇지 못했던 가난했던 생활에서, 급속한 경제발전으로 국민 모두가 갑자기 벼락부자가 되어 이전의 한을 풀기라도 하려는 듯이 닥치는 대로 사치스러운 음식을 먹었다. 그런 기분을 이해는 하지만 이쯤에서 예전의 소박한 식사가 건강을 가져다주는 지름길이라는 사실을 깨달을 때가 되었다.

하지만 이 세상에 태어난 이상, 세상에 존재하는 모든 별미들을 맛보고 싶은 것도 인지상정이니 그런 것들을 먹어보는 것도 그리 나쁘지는 않을 것이다. 하지만 그러한 미식이나 포식은 50세나 늦어도 55세쯤에서 중단해야 한다.

그 정도 나이라면 아직 한창 활동할 때이므로 다소 과식을 해도 크게 문제될 것은 없지만, TV의 별미 소개 방송이나 여행지 소개 방송에서 지긋하게 나이 먹은 사람들이 끊임없이 음식을 탐하는 모습을 보면 '이러니 모두 성인병에 걸리는 것도 당연하지'라는 생각을 갖게 된다.

성인병으로는 고지혈증, 고혈압, 고뇨산혈증(高尿酸血症), 동맥경화증, 골조송증(骨粗鬆症)을 들 수가 있는데 그 원인은 대부분 비만에서 비롯된다고 알려져 있다.

성인병 중 처음으로 오는 질병이 비만이며, 그후에 여러 가지 병으로 옮겨가기 때문이다.

비만은 체내에 지방질이 비정상적으로 축적된 상태를 말하며, 과산화지방이 세포에 지나치게 쌓인 상태를 말한다. 과산화지방이 인간에게 장해를 가져다주며 암과 노화의 원인과 관련 있다는 사실은 명확하게 밝혀져 있다.

간단하게 말해서 이 과산화지방은 기름진 음식, 사치스러운 음식을 취함으로써 체내에 축적되게 된다. 반대로 콩 제품이나 야채 등을 먹으면 과산화지방을 없애거나 억제하는 효과를 얻을 수 있다. 그리고 무조건 몸을 움직여야 한다. 지방조직에 쌓여 있는 과산화지방을 제거하는데는 운동이 가장 좋기 때문이다.

비만, 당뇨병, 고혈압에 걸리게 되면 예외 없이 성욕이 감퇴하고 정력이 떨어진다.

또한 이런 성인병이 있을 때, 믿음직스러운 발기부전치료약 '비아그라'를 사용하게 되면 죽음에 이르게 될 위험성이 있기 때문에 이를 사용할 수가 없어 결국에는 섹스와는 멀어진 쓸쓸한 인생을 보내게 된다.

만약 평생 현역으로 섹스를 즐기고 싶다면, 우선 이들 성인병에 걸리지 않도록 평소부터 노력해야 하는데 그러기 위해서는 산해진미를 잘 활용한 우리의 전통 음식을 먹고, 과식하지 않도록 주의하며, 하루하루의 생활 속에서 의식적으로 운동을 하도록 노력하는 것이 중요하다.

스트레스와 피로의 축적이 남자의 정력을 감퇴시킨다

대부분의 성적 불능은 정신적인 영향에 의한 것이지만 그 중에서도 특히 스트레스는 매우 커다란 비중을 차지하고 있다.

사람의 의사와는 관계없이, 내장이나 호흡의 움직임을 지배하고 있는 자율신경 중에서 교감신경은 페니스의 발기력을 지배하고, 부교감신경은 성감을 지배하고 있다.

스트레스는 이들 자율신경의 활동을 방해하며, 둔감하게 만들고, 성적 능력을 약화시킨다.

스트레스는 불규칙한 생활이나 수면 부족이 원인이 되어 일어난다. 최근에는 밤을 새우는 사람이 많으며, TV도 밤새도록 방송하기 때문에 자신도 모르게 늦은 밤까지 텔레비전을 보는 경우가 많다.

그러면 수면 부족으로 아침에 일어나기가 힘들어지며 일어나서도 컨디션이 좋지 않아 아침도 먹지 않고 출근을 하여 오전중에는 능률이 오르지 않는다. 그리고 점심을 먹으면 이번에는 졸음이 찾아와 오후에도 일을 제대로 하지 못하여 초조함을 느끼게 되고 밤이 되면 그 스트레스를 발산하기 위해서 과음을 하게 된다. 다음날에는 숙취 때문에 생활리듬이 깨져버린다. 이런 악순환의 나날을 보내고 있는 것이 현대인이다.

이와 같이 건강하지 못한 생활 때문에 섹스를 하고 싶다는 의욕이 솟아나지 않는데 이는 어쩌면 매우 당연한 일이다.

또 최근에는 직장과 먼 곳에서 출퇴근을 하게 되는 경우도 많다. 그것도 만원 지하철에 시달리면서.

나도 경험한 적이 있지만 장시간 그곳에 갇혀 있을 때의 피로감이란 이루 말할 수가 없다. 게다가 설상가상으로 운동 부족. 한 달에 한 번 정도 골프를 치는 것 가지고는 도저히 운동을 충분히 했다고 말할 수 없기 때문이다.

특히 현대 사회의 자동화와 기계화는 현대인들에게 스트레스를 쌓이게 하며 건강, 힘, 스태미너, 유연성, 열성, 민첩성, 근육의 조정력을 앗아가는 커다란 원인이 되고 있다.

여러 가지 기계가 인간의 두뇌와 근육을 대신하게 되었고, 또한 자동차나 오토바이, 비행기, 전철, 엘리베이터, 에스컬레이터 등이 인간의 다리를 거의 무용지물로 만들어가고 있기 때문이다.

그리고 인간은 '단추를 누르는 인간'이 되어 깨어 있는 대부분의 시간 동안 자동차를 타거나, 전차를 타거나 의자에 앉아 있는 등 하반신을 사용하지 않게 되었으며, 건물을 오르내릴 때는 엘리베이터를, 역이나 백화점 등에서는 에스컬레이터를 이용하는 등 이제는 걷는 일조차 두려워하게 되었다. 그 결과 운동이 부족하게 되고, 자신의 발로 걷지 않기 때문에 뇌도 발달하지 못하며, 스트레스도 해소하지 못하게 되어버렸다.

물론 자동차는 편리한 것으로, 멀리 드라이브를 떠나면 기분전환이 되어 스트레스 해소에 도움이 될지는 모른다. 하지만 어디를 가나 계속되는 교통정체로 스트레스 해소는커녕 오히려 더욱 짜증을 느끼게 한다.

참된 스트레스 해소나 피로회복은 무질서한 생활습관을 버리고 규칙적인 생활을 하며, 매일매일 성인병을 가져오지 않는 합리적인 식사를 하며, 자신의 다리로 걷는 일 등을 통해서 얻을 수 있다.

휴일에 하루 종일 집에서 뒹굴뒹굴하거나 할 일이 없어서 초조함을 느끼기보다는 가까운 공원에 나가거나 때로는 모든 것을 떨치고 산이나 들을 걸어보는 것도 도움이 된다. 또 작은 일에 구애받지 말고 모든 것을 적극적으로 생각하고 즐겁게 생활하는 것도 중하다.

스트레스나 피로는 만병의 근원이다. 삶에 보람을 느끼며 자신만의 생활방식을 확고히 다져 스트레스 같은 것은 멀리 떨쳐버리고 건강한 마음과 몸을 유지해 나갈 수 있도록 해야 한다.

형식적인 부부생활이 남자의 정력을 감퇴시킨다

술자리에서 중장년 남자들이 "다른 여자들과는 할 수 있는데 아내와는 도무지 할 마음이 생기질 않는다"라며, 이 세상의 아내들이 들으면 눈썹을 치켜세우고 화를 낼 만한 얘기를 아무렇지도 않게 한다. 자리를 함께 한 남자들도 그에 "응, 응." 하며 수긍하는 모습을 곧잘 목격하곤 한다.

아내들은 "요즘 들어서 제대로 하지도 못하는 주제에 다른 여자를 찾기는…"이라고 말하고 싶겠지만 이것이 중장년 남성들의 본심이다.

그렇다면 왜 남자들은 '아내와는 하고 싶은 마음이 생기지 않지만 다른 여자들과는…'이라는 마음을 갖게 되는 것일까? 그것은 형식적인 부부생활에 원인이 있다.

남자와 여자의 섹스에 있어서, 남자에게는 다른 일은 다 제쳐두고라도 우선 페니스를 발기시키지 않으면 안 된다는 절대적인 조건이 따라붙게 된다.

페니스의 발기는, 정자가 지나치게 축적되어 그것을 배설하고 싶다는 욕구에서 오는 것을 제외한다면, 육체적인 현상이라기보다는 정신적인 면에 커다란 영향을 받는다. 새로운 자극을 접했을 때 성적인 호기심과 욕구가 가장 커지면서 보고 싶다, 알고 싶다, 만지고 싶다, 삽입하고 싶다는 생각이 강렬해지고 발기력도 최대한에 이르게 되는 것이다.

하지만 커다란 호기심을 가지고 접촉하기 시작한 새로운 여성과 두 번, 세 번 관계를 맺게 되어 미지의 것에 대한 정체를 알아감에 따라서 남자의 호기심은 식어가며 그와 함께 접촉하고 싶다는 욕망도 줄어들게 되는 본성을 가지고 있다.

이제 막 결혼을 한 신부 중에서 "결혼 전에는 그렇게도 요구하더니 결혼하자마자 완전히 나 몰라라. 남자들이란 도대체 어떻게 생겨먹은 족속인지. 나는 결혼을 하면 누구의 눈치를 볼 것도 없이 좀더 섹스를 즐길 수 있을 거라고 생각하고 있었는데…"라며 호소하는 여성들이 많다.

남자들 입장에서 보면 연애할 때와는 달리 더 이상 여자가 자신의 손아귀에서 도망갈 염려가 없어졌으며, 언제라도 섹스를 할 수 있다는 안도감에서 한숨을 돌리는 마음을 갖게 된다. 그리고 서로에게 미지의 인물이었던 연애 시절과는 달리 아무 것도 숨길 것이 없는 '생활'이라는 극히 일상적인 나날이 이어지면서 자극도 약해졌고 발기의 원동력이 되는 호기심도 약해졌다고 생각하는 것이 본심인 듯하다.

신혼 부부들조차 이런 실정이니 30년, 40년을 함께 살아온 중장년 부부의 경우는 더 말할 필요도 없다. 따라서 신선함을 맛보고 싶다, 자극을 얻어 발기력을 회복하고 싶다는 남자들의 초조함이 '다른 여자들과는…'이라는 마음을 품게 하는 것이다.

이런 말을 하면 "여자도 오랫동안 함께 살아온 남자에게는 싫증이 나고 신선함도 느끼지 못한다" 라고 반박할 것이다. 당연한 말이다.

그런 일로 부부싸움을 해봐야 아무런 도움도 되질 않으며, 앞으로도 몇 십 년 함께 살아가야 하니 서로 금슬 좋게 지낼 방법을 생각해내는 일이 필요할 것이다. 즉, 매너리즘을 깨뜨릴 방법을 찾아야 한다.

내게 찾아와서 상담을 요청하는 부부 중에 "요즘에는 섹스가 너무 형식적이어서…" 라고 말하는 분들의 이야기를 듣고 있자면 형식적인 것은 섹스뿐만이 아니라 평소의 부부생활 자체가 형식적이 되어버린 듯한 느낌을 받는다.

원칙적으로 섹스는 부부 두 사람만의 은밀한 행위이기 때문에 그곳에는 금기라는 것이 전혀 필요하지 않다. 매너리즘을 깨뜨릴 방법은 얼마든지 있지만, 그 전에 먼저 일상생활에서의 매너리즘을 깨는 것부터 시작하라고 조언을 해주고 있다.

그렇다고 해서 매일같이 정신없을 정도로 변화무쌍하거나 지나치게 자극이 많아도 문제가 된다. 때로는 부부가 함께 외식을 즐기거나 영화를 보고, 그런 날에는 집에 돌아오기 전에 러브호텔에 들르기도 하는 등 사소한 일상생활의 변화에서부터 시작하는 것이 중요하다.

지금까지 섹스가 약해지고 정력이 감퇴하는 원인을 알았으니 실천적인 해결책으로 들어가 보도록 한다.

제3장

즉시 힘을 되찾고
한층 더 강해진다

3분 · 3개 · 3분으로 즉시 힘을 되찾을 수 있다

인간은 나이를 먹어감에 따라 체력도 떨어진다. 체력이 떨어지면서 당연히 정력도 떨어지게 되어 일주일에 두 번 하던 섹스를 일주일에 한 번, 점점 한 달에 한 번 하게 되는 등 눈에 띄게 쇠퇴해져간다.

더욱이 횟수가 줄어들거나, 의욕이 감퇴해버리면 자신도 모르게 정력에 좋다는 드링크제 등에 의존하게 된다.

하지만 드링크제를 비롯하여 발기부전 치료제인 '비아그라'에 이르기까지, 그 효력은 언제까지나 일시적일 뿐, 자신의 진짜 힘이 되는 않는다는 것은 명백한 사실이다.

개인차가 있기는 하지만 원래 남자는 건강하기만 하나면 80세 후반이 되어도 페니스가 발기하며, 현역으로 섹스를 즐길 수 있는 능력을 가지고 있다고 알려져 있다.

그런데도 매번 강장 드링크제나 '비아그라'에 의존해야만 즐길 수가 있다면 그처럼 서글픈 일도 없을 것이다.

오랫동안 변변히 관리도 해오지 않았고, 건강을 돌보지도 않았던 몸, 그런 몸을 건강하게 만드는 데는 다소간의 시간이 걸린다. 그렇지만 참된 의미에서의 건강한 몸을 만들고, 자신의 힘에 의해서 평생 현역으로 섹스를 즐길 수만 있다면 그보다 더 좋은 일도 없을 것이다.

하지만 급한 성격 탓에 지금 당장이라도 건강해지기를 원하는 사람들을 위해서 간단하면서도 즉시 효과를 볼 수 있는 3분, 3개, 3분이라는 방법을 밝혀둔다.

내게서 이 방법을 듣고 실천한 사람들로부터 그날로 당장, 또는 3일쯤 후부터 효과를 체험했다고 하는 분들의 이야기를 많이 들어왔다. 지금 당장이라도 실천을 해보시길 바란다.

매일 3분, 머릿속으로 상상을 한다

당장 건강해지고 싶다고 생각하는 사람은 매일 3분 동안 야한 생각을 하라.

정력이 감퇴하는 첫 번째 원인으로는 뇌에 대한 성적 자극이 부족하다는 점을 들 수 있다.

수차 말했지만 인간은 가랑이 사이로 섹스를 하는 것이 아니라 뇌로 섹스를 하는 동물이다. 따라서 뇌가 성적인 자극에 둔감해지면 성욕도 생겨나질 않으며 페니스도 발기하지 않게 된다.

특히 중장년 남성의 경우는 아내 이외의 다른 여성과는 섹스를 하고 싶은 마음이 들고 페니스도 발기하지만, 상대가 아내일 때는 그런 욕망을 느끼지 못하며, 따라서 페니스도 발기하지 않는 경우가 많다는 것을 많은 남성들은 체험을 통해서 잘 알고 있을 것이다.

이는 아내에 대해서는 모든 것을 너무나도 잘 알고 있기 때문에 뇌가 성적 호기심을 느끼지 못하기 때문이다.

남자의 성적인 욕구가 높아지는 것은 낯선 여성을 대할 때이며, 머릿속에서 그 여성의 옷을 전부 벗겨놓고 '가슴의 모양은? 젖꼭지의 색깔과 크기는? 음모의 양과 모양은? 음순과 질의 모양은? 젖어드는 정도와 냄새는? 그리고 흥분했을 때의 소리와 반응은?' 등등 여러 가지 상상을 하기 때문이다. 그럴 때는 페니스에도 힘이 들어가게 된다.

하지만 수십년을 함께 살아온 아내의 경우는 이런 모든 것들을 이미 다 알고 있기 때문에 이제 와서 새삼스레 호기심의 대상이 될 리도 없고, 또한 정자의 생산량도 젊었을 때처럼 배출하지 않고서는 참을 수 없을 정도가 아니기 때문에 좀처럼 욕구를 느끼지 못하게 되는 법이다.

하지만 예를 들어서, 스트립쇼에서 여성의 누드를 보거나, 클럽에서 멋진 여성을 만난 밤에는 평소와는 달리 마음이 들떠서 아내를 찾게 된다. "왜 이래요? 오늘 좀 이상해요" 라는 아내의 의심을 받으면서도 섹스까지 하게 되는 경우가 많은데 이것은 아내를 보고 힘을 되찾게 된 것이 아니라 뇌 속에 남아 있는, 스트립쇼에서 본 여성의 누드나 클럽의 멋진 여성의 이미지가 빚어낸 일로, 섹스 상대가 아내이더라도 중간에 꺾이거나 하는 일 없이 마지막까지 갈 수 있다.

이것은 현실에서는 아내를 품고 있다 하더라도 머릿속으로는 그들 여성들과의 섹스를 상상했기 때문에 그런 것이다.

아내들에게는 매우 미안한 말이지만 남자들이란 언제나 뇌에 신선한 성적 자극을 주지 않으면 성욕도 느끼지 못하며 페니스도 발기하지 않는 법이다.

평소에는 품고 싶은 생각조차 들지 않던 아내라 할지라도 둘이서 온천 등과 같은 곳을 여행하는 밤이면 환경이 변하고 분위기가 변하여 아내가 신선하게 보이기 때문에 아내를 품고 싶어지는 법이다. 또한 스와핑(부부교환) 등으로 자신의 아내가 다른 남자의 품에 안겨 있는 모습을 보고 뇌가 자극을 받아 그 이후부터는 부부간의 신선함이 되살아났다는 이야기도 있다.

텔레비전에 나오는 귀여운 여자 탤런트나 마음에 드는 여배우, 은행 창구에 앉아 있는 여성, 슈퍼마켓 계산대의 아가씨 등을 머릿속에서 발가벗겨놓고 어떤 몸매를 하고 있을지, 어떻게 유혹을 하면 넘어올지, 침대 속에서는 어떨지 등 여러 가지로 상상을 해서 뇌에 성적 자극을 주며 그것을 즐기는 것은 죄가 되지 않는 좋은 방법이다.

포르노 비디오나 누드사진집 등을 보는 방법도 또한 나쁘지는 않지만 뇌를 자극하고 단련시키기 위해서는 스스로 이런저런 이미지를 그려보는 것이 더욱 효과적이다.

이렇게 매일 3분간 야한 생각을 하는 습관을 들이면 뇌가 젊어지고 섹스에서도 몰라볼 정도로 힘을 발휘하게 될 것이다.

매일 굴을 3개씩 먹는다

남자의 정력이 감퇴하는 두 번째 원인으로는 영양부족을 들 수 있다. 그 중에서도 특히 아연, 셀레늄 등과 같이 성과 관련이 있는 섹스 미네랄, 아르기닌 등과 같은 미량 영양소의 부족을 들 수 있다.

즉시 건강을 되찾고 싶다면 매일 굴을 먹어라. 굴을 먹기 시작한지 일주일 정도 지난 후부터 섹스 파워가 점점 넘쳐나는 것을 느낄 수 있을 것이다.

굴이 제철일 때는 생굴을, 제철이 아닐 때는 시판되고 있는 굴 엑기스나 굴 통조림을 먹어라. 굴을 매일 먹으면 남자는 틀림없이 건강해진다.

그렇다면 굴을 먹으면 남자는 왜 건강해지는 것일까? 그것은 굴 속에 남자의 섹스 파워를 향상시켜주는 아연과 셀레늄, 그리고 아르기닌이라는 성에 관계된 미량 영양소가 풍부하게 함유되어 있기 때문이다.

미국에서 섹스 미네랄이라 불리고 있는 아연은 정액을 분비하는 전립선과 정자를 생산하는 고환에서 정자의 양을 증가시키고 그 움직임을 활발하게 해주는 작용을 하기 때문에 적당량의 아연을 섭취하면 그 정자의 활동이 더욱 활발해지고, 따라서 정력이 향상된다.

또 다른 섹스 미네랄인 셀레늄은 고환의 활동을 활발하게 하며, 정자의 생산을 촉진시키는 작용을 한다.

아르기닌이라는 아미노산은 정자의 주원료가 되는 것으로 아르기닌을 많이 섭취할수록 정자의 수가 증가하며 그 활동도 활발해지는 것으로 알려져 있다.

9월부터 이듬해 4월까지 생굴이 유통되고 있으니 그때에는 생굴에 레몬을 뿌려서 먹거나, 요리를 해서 먹으면 좋다.

보통 성인의 경우 아연의 일일 필요량이 10㎎이라고 알려져 있으니 굴을 하루에 세 개만 먹으면 충분한 양이 된다.

또 굴이 유통되지 않는 5월부터 8월까지는 시판되고 있는 굴 엑기스나 굴 훈제 통조림으로 대신하거나, 혹은 굴이 한창 쌀 때 대량으로 구입하여 살짝 데쳐서 수분을 없앤 뒤, 올리브유나 식용유에 담가서 냉장고에 보존해 두었다가 먹으면 된다.

매일 3분 동안, 고환을 마사지해 준다

즉시 정력적으로 건강해지고 싶은 사람은 매일 3분간 고환에 마사지를 해준다.

남자의 정력이 감퇴하는 세 번째 원인으로는 고환의 기능 저하를 들 수 있다. 고환은 정자를 생산하고 남성호르몬을 분비하는, 남자의 급소이다.

고환이 건강하여 정자를 대량으로 생산하고 남성호르몬을 활발하게 분비한다면 남자는 불끈불끈 힘이 솟아나지만, 고환의 기능이 저하되어 정자의 생산량이 줄어들고, 남성호르몬의 분비량이 줄어들면 성욕도 솟아나지 않게 되고 정력도 점점 감퇴하게 된다.

고환을 그냥 방치하면 나이가 들어감에 따라서 그 기능도 저하된다. 하지만 남자에게 있어서 그렇게 중요한 고환도 페니스에 비하면 평소에는 그다지 그 존재를 인식하지 못하고 있으며, 적극적으로 관리하는 남자들을 거의 찾아볼 수 없다.

기계의 경우는 오래 되어 그 기능이 저하되면 새로운 것으로 교체하면 되고, 부분적으로 좋지 않은 곳이 있다면 그 부분만 부품을 교체하면 그만이지만, 고환의 경우는 기능이 저하되었다고 해서 다른 곳에서 새로운 것을 가져다 갈아 끼울 수도 없다. 그러니 가지고 있는 것을 어떻게 해서든 소생시키는 외에는 달리 방법이 없다.

참고로 건강한 고환은 음낭에 주름과 골이 많고 색은 거뭇거뭇하다. 이것은 이 주름과 골이 라디에이터와 같은 역할을 해서 정자의 생산과 남성호르몬의 분비에 가장 적절한 온도가 되도록 고환을 지켜주고 있기 때문이다.

이 주름과 골이 완전히 펴져서 음낭의 표피가 축 늘어져버리면 고환의 온도를 적절하게 조절하지 못하기 때문에 정자의 생산이나 남성호르몬의 분비가 멈추게 되고 저장되어 있던 정자까지도 죽어버려서 정력 감퇴를 불러오게 된다.

또, 건강한 고환은 손으로 만져보면 딱딱하고 탄력이 있으며, 건강하지 못한 고환은 말랑말랑하고 부드러우며 중량감도 느껴지질 않는다. 한번 자신의 고환을 살펴보고, 만져봐서 그 건강도를 체크해볼 필요가 있다.

건강을 잃은 고환의 기능을 회복시켜 정자의 생산력을 높이고 남성호르몬의 분비량을 늘이는 가장 좋은 방법은 음낭과 함께 고환에 매일 마사지를 해주는 것이다.

마사지를 하는 방법은 손바닥으로 음낭과 고환을 감싸듯이 쥐고 매일 3분간 천천히 비벼주고 가볍게 쥐었다 놓았다 하는 것이 기본이다.

이 마사지를 매일 계속해주면 음낭의 근육과 고환의 혈액순환이 좋아지고 음낭의 주름과 골이 늘어나 고환의 기능이 활성화되며, 정자의 생산량과 남성호르몬의 분비량이 놀랄 만큼 증대되어 건강을 되찾게 된다.

음낭과 고환 마사지는 텔레비전을 볼 때나, 침대에 누웠을 때, 목욕을 할 때, 어느 때라도 가능하기 때문에 바로 건강을 되찾고 싶은 사람은 즉시 실천을 하면 좋다.

이 마사지는 음낭과 고환의 혈액순환을 좋게 할 뿐만 아니라 뇌에도 자극을 주고 그로 인해 뇌에서 뇌하수체 호르몬이 분비되어 고환의 정자 생산과 남성호르몬 분비를 활발하게 해준다. 그 때문에 확실한 효과를 볼 수 있으며 사람에 따라서는 시작한 그날 밤부터 성과를 보게 되는 경우도 있다.

고환을 건강하게 하는데는 고환을 차갑게 하는 '금냉법(金冷法)'도 매우 효과적이다. 마사지법과 병행하여 꼭 실천해보기 바란다.

건강식 · 마사지 · 맥주효모로 더욱 건강해질 수 있다

하루라도 빨리 섹스에 강해지고 싶다는 마음은 이해하겠지만 한 번에 이것저것 시험을 하다보면 아무래도 거기에 무리가 발생하여 오래 지속하지 못하고 중간에 그만둬버리는 경우가 발생하게 된다.

그렇게 급하게 서두르지 않아도 된다. 하나 하나 순서에 따라서, 또 할 수 있는 것부터 시작해서 꾸준히 실천을 한다면 틀림없이 가까운 미래에 소망을 이룰 수 있을 것이다.

당황하지 말고, 초조해 하지 말고, 서두르지 말고, 멈추지 말고. 어쨌든 멈추지 말고 지속적으로 실천하는 것이 가장 빠른 지름길이다.

고환을 마사지하는 것이 날마다의 습관으로 정착되었다면 이번에는 페니스와 페니스의 발기를 지탱해주는 성과 관련된 근육들을 함께 마사지 해주도록 한다. 이런 식으로 하나 하나 실천을 해서 최종적으로 남자로서의 행복을 얻는 것이다.

뇌의 영양분이 되는 건뇌식(健腦食)을 매일 먹는다

매일 3분간 야한 상상을 하여 활기와 건강을 되찾은 뇌를 더욱 건강하게 하기 위해서는 건뇌식, 즉 뇌를 건강하게 해주는 식품을 먹어 뇌에 충분한 영양을 공급해주는 일이 중요하다.

그렇다면 건뇌식이란 무엇일까? 예를 들어서 뇌의 유일한 에너지원인 포도당을 완전 연소시켜서 뇌의 활력원으로 삼기 위해 필요한 비타민 B_1을 다량 함유하고 있는 식품으로, 보리와 대두, 돼지고기, 뱀장어, 현미, 잡곡류, 메밀국수, 땅콩 등이 그것이다.

포도당은 쌀 등의 곡류로부터 전분의 형태로 흡수되어 위나 십이지장 등에서 분해되어 포도당이 되며, 혈액을 통해서 뇌로 보내져 뇌의 에너지원이 된다. 그 포도당을 완전연소시키기 위해서는 비타민 B_1을 다량 함유하고 있는 식품을 함께 먹어야만 한다.

또 뇌는 세포 상호간에 정보를 원활하게 주고받기 위해서 신경전달물질이라는 것을 사용하고 있는데 그 중에서도 기력이나 색욕에 깊이 관여하고 있는 것이 아세틸콜린이라는 물질이다. 아세틸콜린이 부족하면 신경세포간의 전달이 제대로 이루어지질 않아 여러 가지 장애가 발생한다.

이 아세틸콜린의 원료가 되는 것이 레시틴이라 불리는 일종의 비타민으로, 뇌의 기능을 원활하게 하기 위해서는 레시틴을 다량 함유하고 있는 식품, 예를 들어 콩, 땅콩류, 달걀 노른자, 간, 돼지고기 등을 섭취하는 것이 중요하다.

추천할 만한 건뇌식으로는 누가 뭐래도 콜레스테롤을 걱정하지 않고 얼마든지 먹을 수 있으며 요리 방법도 여러 가지여서 질리지 않고 먹을 수 있는 콩이나 두부, 낫또(納豆, 콩을 발효시켜 만든 청국장과 비슷한 음식), 튀김, 유부, 비지, 된장, 간장 등의 대두제품이다.

또 다른 한 가지 중요한 건뇌 식품은 지금 화제가 되고 있는, 머리가 좋아진다는 영양성분 DHA를 다량 포함하고 있는 등푸른 생선 등의 식품이다.

DHA는 뇌를 비롯한 신경조직에서 뇌와 신경조직의 발육과 기능 유지에 중요한 역할을 담당하고 있는 것으로 알려져 있으며, DHA가 부족하면 신경간의 정보전달이 원활하게 이루어지지 않아 학습능력과 기억능력에 영향을 미치게 된다.

그리고 뇌 속의 DHA는 나이와 함께 줄어든다는 사실이 밝혀졌는데 그 결과 뇌의 활동이 나빠지기 때문에 치매나 알츠하이머병의 원인이 되기도 한다고 알려져 있다.

치매에 걸린다면 섹스는 생각할 수도 없다. 치매에 걸리기 전에 예방을 위해서 DHA를 풍부하게 함유하고 있는 꽁치, 정어리, 전어, 참치, 고등어와 같은 등푸른 생선을 열심히 먹어 뇌를 언제까지나 건강하게 유지해야 한다.

다시 한번 정리를 해보자.

뇌의 에너지 원인 포도당을 완전연소시켜 뇌의 활력원으로 삼기 위해서 쌀과 비타민 B_1을 풍부하게 함유하고 있는 보리를 섞어서 밥을 짓고, 또 쌀밥을 먹을 때는 참깨를 뿌려서 먹는다.

뇌의 기능을 원활하게 하기 위해서 레시틴을 다량으로 함유하고 있는 대두와 대두제품을 먹는다.

그리고 또 한 가지. 치매 방지를 위해서 머리가 좋아지는 영양성분인 DHA를 다량 함유하고 있는 꽁치, 정어리 등과 같은 등푸른 생선을 즐겨 먹는다.

이상과 같은 것들을 실천함으로써 뇌가 더욱 건강해지고 섹스에 대한 의욕도 한층 더 높아지는 것이다.

페니스와 좌골해면체근을 매일 지압·마사지한다

음낭과 고환을 매일 마사지함으로써 틀림없이 정력은 좋아지지만, 거기에 더해서 페니스의 발기력과 지속력을 높이고 싶다면 페니스의 음경해면체와 페니스의 위쪽 뿌리 부분에 있는 성(性)과 관련된 근육인 좌골해면체근을 함께 매일 지압·마사지해 주어야 한다.

페니스의 발기는, 페니스의 위쪽에 있는 두 줄기 음경해면체에 다량의 혈액이 흘러 들어감으로써 일어나는 현상이다. 그리고 발기된 페니스로부터 혈액이 역류하는 것을 막아 발기 상태가 유지되도록 하는 것이 좌골해면체근이다.

따라서 페니스를 만족스럽게 발기시키고, 그 발기 상태를 지속시키기 위해서는 우선, 페니스의 음경해면체에 있는 혈관이 깨끗하여 막히는 일이 없어야 한다. 그와 동시에 좌골해면체근이 활발하게 제 기능을 수행해야 한다는 것이 중요한 조건이 된다.

매일 페니스를 발기시켜 다량의 혈액을 흘려보내는 습관을 들이고 마사지를 해줌으로써 음경해면체의 젊음을 유지할 수가 있다. 그리고 좌골신경해면체는 그 부위를 지압·마사지해주면 생기가 되살아난다.

음경해면체 마사지 방법은 오른손 엄지와 검지, 중지를 사용하여 두 줄기 해면체를 집듯이 하며, 좌골해면체근은 치골의 위쪽부근부터 치골의 안쪽, 페니스의 뿌리 부근에 이르는 곳까지를 검지와 중지를 사용하여 지압·마사지해주면 좋다.

발기력이 조금 약한 것 같다는 느낌이 드는 날에 이런 마사지들을 해주면 페니스가 몰라볼 만큼 건강하게 된다.

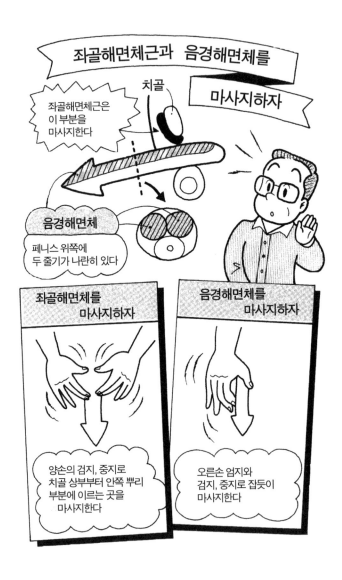

섹스 미네랄이 풍부하게 들어 있는 맥주효모를 매일 먹는다

섹스에 강해지기 위한 영양소는 매일 식사를 통해서 섭취하는 것이 가장 바람직한 방법이다. 하지만 좀더 빠르고 간단하게 섭취하고 싶다면 강장 성분인 섹스 미네랄이 풍부하게 함유되어 있는 맥주효모를 즐겨 먹을 것을 권한다.

시판되고 있는 맥주효모를 하루에 세 번, 아침·점심·저녁, 한 번에 10알, 총 30알을 매일 빠짐없이 먹어야 한다. 일주일 정도 지나면서부터 그 효과를 확실하게 느낄 수 있을 것이다.

맥주효모란, 맥주의 양조 공정에서 알코올을 발효시키기 위해서 첨가하는, 자낭균류(子囊菌類)에 속하는 미생물로, 발효중에 맥즙(麥汁)의 영양을 세포 내로 흡수하여 증식하는데, 발효 후에 추출해내서 식품으로 가공한 자양강장 식품이다.

맥주효모는 건조효모의 형태로 약국에서 판매되고 있는데 이 건조효모에는 각종 비타민·미네랄·필수아미노산을 비롯한 각종 아미노산, 식물섬유, 핵산 등이 풍부하게 함유되어 있어서 그야말로 영양의 보고라는 말이 어울린다.

그 중에서도 남자를 건강하게 해주는 것은 섹스 미네랄이라 불리고 있는 아연과 셀레늄, 핵산과 아르기닌 같은 성분이다.

아연은 정자를 만들고 정자의 움직임을 활발하게 하는 미네랄이며, 미량을 섭취하는 것만으로도 커다란 효과를 볼 수 있다.

핵산은 핵산 자체가 정자를 만드는 데 필요한 재료가 됨과 동시에 정자의 생산능력을 높이는 작용을 한다.

아르기닌은 그것 자체가 정자의 주요 원료가 될 뿐만 아니라 페니스에 혈액이 가득 차는 일과 밀접한 관계가 있는 것으로 알려져 있다.

맥주효모를 계속해서 먹으면 확실하게 정력이 좋아지는 것은 이들 성분이 아주 효과적으로 작용하기 때문이다.

나도 매일 30알씩 맥주효모를 먹고 있는데 그 효과가 매우 크다. 매일 굴을 먹고, 거기다가 맥주효모를 계속해서 먹으면 금상첨화, 페니스가 순풍의 돛처럼 부풀어오르고 힘이 몇 배로 증가할 것임에 틀림없다.

다시 한번 강조하지만, 더욱 건강해지고 싶다면 뇌에 좋은 음식을 즐겨 먹고, 페니스 및 성과 관련된 근육에 마사지를 해주고, 맥주효모를 계속해서 먹음으로써 한층 더 강해진 정력을 갖고 더욱 더 충실한 섹스 라이프를 즐기시기 바란다.

제4장

남자를 위한
회춘(回春) 운동법

섹스에 관한 능력은 뇌의 건강에 의해 결정된다

이왕 남자로 태어났으니 가능하다면 죽을 때까지 현역으로 섹스를 마음껏 즐기고 싶을 것이다.

중장년의 경우는 삽입만이 섹스가 아니라 키스를 하거나, 서로를 안거나, 알몸을 비비거나, 서로의 성기를 애무하거나 하는 것만으로도 충분한 사랑의 표현이 된다.

이것만으로도 멋진 일이지만 어차피 하는 것 건강하게 삽입까지 한다면 그보다 더 좋은 일도 없을 것이다.

또 반쯤 발기된 물렁물렁한 상태에서도 삽입 가능한 체위가 있긴 하지만 이왕 발기할 바에는 역시 벌떡 일어서는 것이 좋다고 생각하는 것이 인지상정이다.

그런데 젊었을 때는 그렇게도 건강하던 페니스가 나이 먹으면 왜 제대로 서지 않게 되는 것인가.

섹스에 약해지는 원인과 즉시 효과를 볼 수 있는 건강 회복책 등, 지금까지 여러 가지 내용을 이야기해 왔는데 그 중에서도 섹스에 약해지는 원인은 단순하지 않다. 그 원인이 복합적인 만큼 그에 대한 방책도 역시 여러 가지 각도에서 생각하지 않는다면 참된 의미에서의 건강 회복이라고는 말할 수 없을 것이다.

그런데 다행스럽게도 뇌와 혈관의 노화, 고환기능의 저하 등은 '심(心)・식(食)・체(體)' 세 가지에 대한 주의와 개선과 단련을 통해서 회복할 수 있으며, 노화를 늦출 수도 있다.

다시 말해서 마음가짐을 바꾸고, 뇌의 활성화를 꾀하며, 건강과 정력을 위해서 적절한 식사를 하고, 평소에 운동을 하고, 몸을 단련해두면, 지금 일시적으로 건강을 잃은 사람이라도 반드시 건강을 회복할 수 있으며, 건강한 사람은 더욱 더 건강해질 수 있는 것이다.

세상에는 70대, 80대가 되어서도 현역으로 섹스를 즐기고 있는 사람들이 헤아릴 수도 없이 많다. 입밖으로 떠벌이지 않고 있을 뿐이다. 절제를 통하여 여러분도 부디 행복을 누리는 분들의 대열에 합류하길 바란다.

섹스는 머리로 하는 것

남성 중에, 섹스는 페니스로 하는 것이라고 생각하는 분들이 많은 듯한데 그것은 조금 잘못된 생각이다.

틀림없이 섹스를 할 때는 발기한 페니스를 여성의 질에 삽입을 하니 섹스는 페니스로 하는 것처럼 보이지만 페니스로 하는 행위는 섹스 중의 극히 일부분에 지나지 않는 것으로, 섹스 전체를 지배하고 있는 것은 뇌, 즉 머리이다.

뇌가 성적인 흥분을 느끼고 페니스에게 발기하라고 명령을 내리지 않는다면 페니스는 발기하지 않으며, 뇌가 허리를 움직이라는 명령을 내려야만 페니스의 피스톤운동이 시작된다.

또 섹스를 하면 기분이 좋다고 느끼는 것은 페니스로 귀두와 귀두 뒷부분의 포피소대(包皮小帶)가 그렇게 느끼는 것이라고 착각하기 쉽지만, 사실 섹스의 쾌감을 느끼는 것은 뇌이다.

그리고 기분이 좋으니 좀더 계속하라든지, 기분이 좋아서 더 이상은 참을 수가 없으니 사정을 하라고 명령을 내리는 것도 뇌인 것이다.

좀더 알기 쉽게 얘기하면 섹스에 있어서 페니스의 역할은 뇌에 성적인 쾌감을 전달하기 위한 마찰기관이자 정자를 방출, 사정하기 위한 포신(砲身)과 같은 것이다.

물론 뇌가 아무리 발기 명령을 내려도 페니스가 말을 듣지 않는다면 섹스를 할 수 없다. 따라서 뇌도 성적인 쾌감을 얻을 수가 없을 테니 섹스에 있어서 페니스의 역할이 중요한 것은 사실이다. 하지만 어느 쪽이 우선인가를 생각해보면 역시 섹스의 모든 것을 지배하고 있는 뇌가 될 것이다.

즉, 뇌가 건강하게 성적 흥분을 느끼거나 섹스를 담당하고 있는 각 부서에 성적인 명령을 내리지 않는다면 섹스라는 행위 자체가 성립되질 않는다. 그렇다면 뇌를 성적으로 건강하게 하려면 어떻게 해야 하는 것일까?

그러기 위해서는 무조건 머리를 많이 써야 한다. 인간이 야한 생각을 하도록 만드는 원동력은 뇌 속의 전두연합야라 불리는 곳에 있기 때문에 그곳을 활성화시켜야 한다.

그리고 전두엽의 활성화는 시각, 청각, 미각, 촉각, 후각 등 오감을 통해서 받아들인 자극에 의해서 이루어지기 때문에 자극이 적으면 발달이 멈추고 성욕도 저하하게 된다.

성적으로 건강해지고 싶은 사람은 "이제 나이를 먹었으니까"라며 뒤로 물러서지 말고 여러 가지 일에 흥미와 관심을 가지고 호기심 왕성하게 살아가야 한다.

사람들과의 만남, 새로운 것의 발견, 새로운 일에 대한 도전, 이 모든 것들이 전두엽에 자극을 주어 뇌를 젊게 하는데 도움을 준다. 무엇이든 좋으니 몰두할 수 있는 일을 가지고 있다는 것도 뇌의 젊음을 위해서는 좋은 일이다.

중장년이 되면 특히 집중력과 지속력이 떨어진다. 섹스의 강화를 위해서 필요한 것도 바로 이 두 가지이다. 무엇인가에 몰두할 수 있는 사람은 섹스에도 집중할 수 있다. 또한 젊은 여성에 푹 빠지거나, 아무리 나이가 들어도 연애하는 마음을 잃지 않는 것도 섹스에 강해지는 비결이 된다.

가슴 두근거리는 연애를 하라

두뇌의 활성화를 위해서는 연애를 하는 것이 가장 좋다. 경험이 있는 분이라면 잘 알고 있겠지만 연애를 할 때에는 언제나 마음이 설레고 두근두근거린다. 이것저것 모든 능력을 발휘해서 어떻게 해야 상대에게 호감을 줄 수 있을지 머릿속으로 밤이고 낮이고 끊임없이 생각을 하기 때문이다.

아내가 있는데 어디 감히 그런 부정한 생각을…… 이라며 화를 낼 필요는 없다. 부부가 영원한 연인이 될 수만 있다면 그보다 더 이상적인 일은 없겠지만, 현실은 반드시 그렇지만도 않다. 부정을 저지른다기보다는 연애라는 놀이를 통해서 서로가 젊음을 되찾아보자는 것이다.

또 건강하게 섹스를 하고 싶다면 너무 골치아픈 일만 생각하거나 이치만을 따지지 말고 좀더 우뇌를 사용하여 풍부한 감성으로 살아가는 것이 중요하다.

음악을 듣거나, 영화를 보거나, 산에 오르거나, 바다를 바라보며 감동에 잠기는 일도 좋지만 가장 빨리, 그것도 우뇌에 강렬한 자극을 주어 활성화시키는 데 효과적인 것은 연애를 하는 일이다.

자칫 남자들은 자신만 젊음을 되찾으려 하지만 아내 역시 젊음을 되찾고 싶어한다. 아내에게도 연애를 하도록 해야 한다. 나이 든 아내도 젊은 남자와 연애를 하면 눈은 반짝반짝, 피부는 매끈매끈, 가슴도 팽팽하게 부풀어오른다.

인간은 무엇이든 몰두할 수 있는 일을 만나게 되면 활기를 되찾게 되는 법이다. 그것이 상상 속의 연애여도 상관없다. 연애를 할 수 있다는 것은 뇌가 건강하며 아직도 의욕을 가지고 있다는 증거이다.

뇌가 건강한 동안에는 스트레스 같은 것은 멀리 날려버릴 수 있고 성욕도 왕성하기 때문에 발기불능에 빠질 염려도 없다.

한 요양시설에서 치매 증상을 보이던 할아버지가 새로 들어온 할머니에게 첫눈에 반했는데, 순간 치매가 나았으며 성적인 관계를 맺기까지 관계가 발전하자 거짓말처럼 건강을 되찾았다는 이야기도 있다.

제 아무리 뛰어난 의사라 할지라도 인간의 노화를 막을 수는 없다. 하지만 머리와 페니스를 적당하게 사용한다면 그 노화를 늦출 수는 있다.

머리가 건강하면 페니스도 건강해진다. 그리고 평생 현역으로 섹스를 즐기는 일도 결코 꿈으로 그치지 않게 된다. 이를 위해서라도 '이제 나이를 먹었으니…'라는 말은 그만두고 적극적으로 연애를 해야 한다.

삶의 보람을 가지고 남에게 도움을 준다

나이를 먹어서도 일을 가지고 있고, 그 일에 자긍심과 삶의 보람을 느끼고 있는 사람, 예를 들어 예술가나 연예인, 정치가들은 노년기에 접어들어서도 왕성하게 섹스를 한다고 알려져 있다.

또 샐러리맨 중에서도 자신의 일에 자신감과 자부심을 가지고 있는 사람 중에는 성적으로도 뛰어난 사람들이 많다.

돈을 버는 것만이 일이 아니다. 삶의 보람을 느낀다는 것은, 일선에서 물러난 후에도 지금까지 길러온 능력과 특기를 세상을 위해서, 타인들을 위해서 활용하는 데 있다.

장수하는 사람들은 인생을 위한 교훈의 하나로 '사람에게 도움이 될 것'이라는 항목을 반드시 든다.

그래서 나는 인생을 한 바퀴 돌아서 나머지는 여생이 되어버린 환갑을 계기로 '섹스 평생 현역학원'이라는 것을 열어 자신의 체험을 통해서 얻은 지식을 바탕으로 건강을 잃은 사람들에게 건강해지는 방법을 알려줘야겠다고 생각했으며, 인연이 있는 여성들을 행복하게 해주고 싶다고 바라는 마음을 갖게 되었다.

사람들을 행복하게 해주고 남들에게 도움을 주라고 하면 괜히 긴장하며 특별한 마음가짐이 필요하다고 생각하는 사람들이 있다. 그렇게 어려운 일이 아니며, 일상생활 속에서 간단하게 할 수 있는 일이 여기저기에 얼마든지 널려 있다.

집에서도 아내가 바쁘게 무엇인가를 하고 있다면 청소나 빨래를 도울 수도 있고, 널어두었던 담요를 거둬들일 수도 있으며, 좁은 길에서 다른 사람과 길이 엇갈렸을 때 자신이 옆으로 비켜서서 상대를 먼저 지나가게 하는 일 등 타인에게 도움을 주는 일이란 이런 작은 일에서부터 시작되는 것이라고 생각한다.

그리고 내가 한 일로 인해서 상대가 기뻐한다면 이는 더욱 기쁜 일이며, 자신도 좋은 일을 했다는 생각이 들어 그날 하루를 즐겁게 보낼 수 있을 것이다.

불교에서는 힘이 있는 사람뿐만 아니라 힘이 없는 사람이라 할지라도 사람들을 위해서 봉사하여 거기서 삶의 보람을 발견할 수가 있다고 가르친다. 그것을 '무재칠시(無財七施)'라고 하는데 재물이 없어도 보시를 베풀 수 있다는 가르침이다.

그 중 하나가 '안시(眼施)'. 사람을 미워하지 말고 언제나 상냥한 눈길로 타인을 바라보는 일을 말한다. 두 번째는 '화안열색시(和顏悅色施)'. 사람을 대할 때 싫은 기색을 보이지 말고, 언제나 온화한 얼굴로 대하라는 것이다. 그리고 세 번째가 '언사시(言辭施)'. 거친 말이 아닌 부드러운 말을 사용하자는 것이다. 이 정도는 누구라도 마음만 먹으면 할 수 있는 일이다.

그리고 타인을 대할 때 존경하는 태도를 보이라는 '신시(身施)', 선한 마음으로 선한 행동을 하라는 '심시(心施)'가 있다.

여섯 번째는 '상좌시(床座施)'라는 것인데 남을 위해서 자리를 마련하는 일, 혹은 자신의 자리를 양보하는 일을 말한다. 옛날에는 전철 같은 곳에서도 서로에게 자리를 양보했었는데 요즘에는 내가 먼저 앉겠다고 자리다툼을 하고 있는 실정이어서 옆에서 보기조차 민망할 정도이다.

그리고 마지막은 '방사시(房舍施)'라는 것으로 타인이 자신의 집에 마음대로 드나들며 묵고 갈 수 있도록 하는 일인데, 이것도 옛날 사람들은 '하룻밤 묵었으면……' 하는 청을 받으면 흔쾌히 승낙했었지만 오늘날에는 좀 어려운 일일지도 모르겠다.

나는 부처의 이 가르침을 매우 좋아해서 잊고 있다가도 "맞다, 그랬었지" 라고 되새기며 실행하려고 노력을 하고 있다. 이것이 라면 돈이 없어도 시간이 없어도 지나가는 사람에 대해서도 할 수 있는 일로, 이런 일을 실행한 날은 틀림없이 하루를 즐겁게 보낼 수 있게 된다.

남자는 여자를 행복하게 해준다. 단지 이것만으로도 충분히 기쁨을 느낄 수 있으며, 삶의 보람을 느낄 수도 있게 된다.

삶의 보람은 얼굴을 통해서 나타난다. 삶의 보람을 느끼며 활기차게 살고 있는 남자는 여자에게도 인기가 좋다. 인기를 끌기 때문에 기분 좋아져서 더욱 활발해지게 되는 법이다.

편안한 마음으로 살아간다

건강이나 섹스에 가장 좋지 않은 것은 스트레스와 초조한 마음이다. 스트레스가 쌓이고 초조한 마음을 갖게 되면 끈기와 집중력이 떨어지기 때문에 발기력에도 영향을 미치게 된다.

40대, 50대에 나타나는 발기불능의 원인은 90% 이상이 심인성(心因性)으로 대부분은 스트레스에서 오는 것이다.

스트레스가 생기지 않도록 하기 위해서는 대범한 마음가짐으로 살아가야 한다. 스트레스의 대부분은 자신의 욕구나 허영심 때문에 발생하는 것이다. 자신의 욕구나 허영심이 채워지지 않기 때문에 욕구불만을 느끼고 초조함에 빠지게 되어 스트레스를 느끼게 되는 것이다.

하지만 생각해보면 세상일이란 좀처럼 자신이 생각한 대로는 되지 않는 법이다. 모두가 이러한 사실을 일반론으로 머리로는 잘 이해하고 있으면서도 막상 자신의 일에 대해서는 그런 마음을 갖지 못하고 100% 만족을 기대하며 그것이 충족되지 못하면 초조함을 느끼고 스트레스를 받게 된다.

중요한 것은 자신만의 확고한 삶의 방식을 가지고, 눈앞의 일에만 연연하지 말고 유유자적하며 살아가는 것이다.

논어에 '40에는 미혹되지 않는다[不惑]'는 말이 있는데, 나는 오늘날에는 수명이 조금 늘었으니 10년을 늦춰서 '50에는 불혹이다'고 제멋대로 말을 바꿔서 사용하고 있다.

인생 50년을 살다보면 인생사 대부분의 일을 경험하게 되며, 대부분의 일이 종점에 가까워지게 된다.

섹스도 스무 살부터 시작했다면 이미 30년 간, 30세부터 시작했다 하더라도 벌써 20년 동안이나 즐겨온 셈이 된다.

샐러리맨이라면 이래저래 근속 30년 전후가 될 것이다. 예를 들어서 30년 동안 한 회사에 근무했다면 이제 대부분의 일들을 훤히 꿰뚫고 있을 것이며, 30년 동안 일을 해왔는데도 어느 정도의 지위에 오르지 못했다면 슬슬 그만둘 때도 되었다고 생각하고 있을 것이다.

자녀 양육도 이제 곧 끝나게 된다. 대출 받은 주택자금 상환이 아직도 남아 있다면 아이들을 한시라도 빨리 몰아내고 부부 둘이서 살기에 적당한 조그만 집으로 옮겨버리면 그만이다.

구조조정으로 회사에서 잘리게 된다면 문제는 좀 다르지만, 구석자리로 쫓겨나거나 계열사로 발령을 받았다 하더라도 허영심과 명예욕과 같은 하찮은 것들만 버린다면 오히려 마음 편하게 지낼 수 있을 것이다.

나는 지금 62세인데 50세가 되던 해에 "지금부터는 마음이 가는 대로, 하고 싶은 대로, 있는 그대로…" 살아가겠다고 결심을 했다. 그러자 지금까지 잔뜩 긴장해서 힘이 들어가 있던 어깨에서 힘이 빠져나가고, 지고 있던 짐이 가벼워지고, 살아가는 것이 즐거워져서 매우 편안하게 살아갈 수 있게 되었다.

살아가는 것이 편안해지면 세상에 무서운 것이 없어지며, 일에 있어서도 긴장감이 사라져 오히려 일을 더 잘할 수 있게 되는 등 좋은 일만 일어나게 된다.

긴장하지 않는 인생, 있는 그대로 살아가는 인생. 내가 62세가 되도록 건강하게 매일 섹스를 즐길 수 있는 이유 중의 하나가 바로 이런 점 때문이라고 생각한다.

어쨌든 자신이 생각한 대로 되지 않는다고 너무 초조해 하거나 화를 내면 안 된다.

페니스를 세워야 한다고 너무 초조해 하면 좀처럼 서지 않는다는 사실을 대부분 경험을 통해서 알고 있을 것이다. 무슨 일에 있어서건 평상심을 잃어서는 안 된다. 페니스는 건강하기만 하다면 70, 80이 되어서도 틀림없이 발기하도록 되어 있다. 그런데 이런 저런 허영심을 부리거나 쓸데없는 것을 생각하기 때문에 발기하지 않게 되어버리는 것이다.

중국의 유명한 성전(性典)에도 페니스가 발기하지 않을 때는 우선 마음을 편안하게 가지라고 적혀 있다.

'병은 마음에서…' 라는 말이 있다. 편안한 마음으로 살아가면 병에 걸리지 않는다. 병에 걸리지 않는 몸은 건강한 몸이다. 건강한 몸에서는 정기가 넘쳐난다. 정기가 넘쳐나게 되면 페니스도 건강해진다. 페니스가 건강하면 여자들을 충분히 만족시켜줄 수 있다. 여자를 만족시켜주면 자신에게도 여유가 생기게 되는데 그것이 다시 여자들의 인기를 끄는 원인이 된다.

섹스에 관한 능력은 고환과 근력에 의해 결정된다

두말할 필요도 없이 섹스에는 심리적인 면과 정서적인 면도 관계를 하고 있다. 성교라는 행위만을 놓고 보자면 그것은 남녀의 육체기관을 사용하고, 근육의 힘을 이용하여 행하는 순수한 육체운동이라고 할 수 있을 것이다. 그리고 육체운동인 섹스가 만족스러우려면 우선 페니스와 질이 건전하게 기능을 해야 하며, 섹스를 할 때 사용하는 신체 각 부위의 근육이 충분하게 기능을 발휘할 필요가 있다.

하지만 페니스나 질을 아무런 손질도 하지 않은 채 그대로 방치해두면 나이를 먹어감에 따라서 그 기능이 점점 저하된다. 이는 근육도 마찬가지이다.

기계라면 기능이 저하되거나 사용할 수 없게 된 부분의 부품을 교체할 수가 있지만 페니스나 질은 새로운 것으로 갈아끼울 수가 없으며, 근육 역시도 마찬가지이다. 그렇다면 지금 가지고 있는 페니스나 질이 더 이상 나빠지지 않도록 대책을 강구해야 하며, 만약 이미 기능이 저하되었다면 그 기능이 다시 되살아나도록 손을 쓰지 않으면 안 된다.

다행스럽게도 인간의 육체적 기능은 그 부분이 암 등에 의해서 잠식되지 않는 한 그 기능이 완전히 사라지는 경우는 없으며, 회생 방법에 따라서는 그 기능이 정상에 가까운 상태로까지 회복될 가능성이 매우 크다.

지금부터는 힘이 없어진 페니스의 힘을 회생시켜주고 운동부족으로 인해 쇠약해진 다리, 허리와 복부의 근육을 단련하여 회복시켜주는 방법에 대해 얘기해본다.

단, 지금까지 의식적으로 고환을 만지거나 페니스에 마사지를 해준 적이 없는 사람들에게 갑자기 그런 것을 하라고 한들 곧바로 실행할 수 없을지도 모른다. 또 몸을 움직이는 습관이 없던 사람들에게 체조를 계속해서 하라고 한다면 좀 억지스러운 부분이 있을지도 모르겠다. 너무 어렵게 생각하지 말고 처음에는 가벼운 기분으로 시작해주면 된다.

고환과 페니스 그리고 회음부 마사지는 그날부터라도 당장 효과를 볼 수 있으며, 허리와 복부 체조도 근육통이 사라지면서 점점 몸을 움직이는 일이 쾌감으로 다가오게 될 것이다.

그렇게만 된다면 만사형통이다. 중요한 것은 어느 누구를 위해서도 아닌, 자기자신을 위해서 하는 일이니 몸도 마음도 젊음을 되찾아 멋진 섹스를 즐길 수 있게 될 그날을 꿈꾸며 노력해주길 바란다.

성의 국부를 단련한다

여성과의 정신적인 교감과 심리적인 섹스는 별개의 문제지만, 남성이 여성과 육체적으로 관계하려면, 즉 성교를 하려면 남성에게는 페니스의 발기가 최소한의 필요조건이 된다.

그것도 물렁물렁하게 발기를 하면 삽입 자체가 어려워지기 때문에 섹스에 대한 만족감도 떨어지게 된다. 역시 발기를 하려면, 벌떡 딱딱하게 발기해주기를 남녀 모두 바라고 있을 것임에 틀림없다.

또한 남녀 모두를 만족시키는 섹스를 하기 위해서는 발기가 필요한 시간만큼 지속되어야 하는 점도 중요하다.

하지만 남자는 나이를 먹어감에 따라서 발기력도 발기의 지속력도 점점 약해져가는 것이 보통이다. 그래서 남자는 마음속으로는 안타깝게 여기면서도 페니스가 발기하지 않는다는 현실을 이유로 섹스와 멀어지게 되는데, 바로 그것이 발기력을 더욱 약하게 하는 원인이 된다는 사실을 깨닫지 못하고 있다.

인간의 몸은 사용하지 않으면 않을수록 점점 더 쇠약해진다. 페니스 역시 몸의 기관 중의 하나이다. 사용하려고 마음만 먹는다면 한참 더 사용할 수 있는 것을, 사용하지 않고 그대로 두면 더욱 빠른 속도로 쇠퇴하게 된다.

페니스 발기력의 쇠퇴는 정신력의 쇠퇴와 육체적인 쇠퇴, 특히 고환 능력의 쇠퇴와 페니스와 페니스의 발기를 지탱해주는 성에 관계되는 근육의 쇠퇴에 그 원인이 있다.

정신력의 쇠퇴는 앞에서 소개한 것처럼 뇌를 사용하여 뇌의 젊음을 유지하도록 하는 방법으로 회복시킬 수 있고, 육체적인 쇠퇴 특히 섹스에 관한 쇠퇴는 뒤에 얘기할 허리, 복부의 단련법으로 극복할 수 있다.

이번 장에서는 고환과 페니스에 마사지를 해줌으로써 각각 부위의 혈액순환을 좋게 하고 혈관과 세포가 젊음을 되찾을 수 있도록 하여 페니스의 발기력을 높이고 지속력을 높일 수 있는 방법을 소개해보겠다. 생각보다 매우 간단한 방법이다. 우선 실행을 해보기를 권한다.

고환에 오금법을 실천한다

남자가 성적으로 강해지고 싶다면 우선 고환의 기능을 향상시켜야 한다.

정자를 만들고 남성호르몬을 분비하는 고환은 남자의 성적 스태미너의 원산지로 그 기능의 우열에 따라서 남자의 성적 능력이 결정되기 때문이다.

일본에는 옛날부터 이 고환의 기능을 향상시키고 젊음을 되찾게 하는 방법으로 '오금법'이라는 것이 있었다. 일종의 세포 강화법으로 현대에도 적용될 수 있는 매우 합리적인 방법들이다.

① 압금 (구슬을 손바닥으로 세게 쥔다)

② 금냉 (구슬을 냉수 등으로 식힌다)

③ 찰금 (음낭과 구슬을 가볍게 마사지한다)

④ 선금 (뜨거운 물로 씻은 다음 차가운 물로 씻어 닦는다)

⑤ 적금 (끈으로 묶어 올린다)

이상의 5가지 방법인데 약해져 가는 정력을 어떻게 해서든 되살려보려는 남자들의 눈물겨운 노력은 예나 지금이나 변함이 없는 듯하다.

압금법과 찰금법은 TV를 보면서, 혹은 잠자리에 들어가서도 가능한 방법이며, 금냉법과 선금법은 목욕이나 샤워를 할 때 이를 실천하면 된다.

특히, 여름과 같이 기온이 높은 계절에는 냉금법을 늘 염두에 두고 실천하면 좋다.

고환의 역할은 정자를 만들고 남성호르몬을 분비하는 일인데 고환의 온도가 너무 올라가면 고환의 기능이 저하되어 정자를 만들고 남성호르몬을 분비하는 능력이 떨어지게 되기 때문에 남자의 성적 능력이 약해지게 된다.

고환이 정자를 만들고 남성호르몬을 분비하는데 가장 적당한 온도는 체온보다 4~5도 낮은 31~32도로, 그보다 높거나 낮아도 좋지 않다. 여름은 기온이 상승하기 때문에 아무래도 팬티 속의 온도가 높아지고 그와 동시에 고환의 온도도 상승해서 그 기능이 저하되어 버린다.

나는 밖에서 돌아오면 바로 샤워를 해서 시원하게 몸을 씻어냄과 동시에 고환에도 물을 뿌려서 이를 식히는데, 하루 종일 밖에 나가지 않았을 때는 그렇게 할 수 없기 때문에 고환은 밤까지 푹푹 찌는 속에서 지내야 한다.

이렇게 되면 여름과 같이 더운 계절에는 고환의 기능이 떨어지고 이에 더위와 피로가 겹쳐지기 때문에 원기를 잃게 되는 것도 어찌 보면 당연한 일이라고 할 수가 있다.

특히 여름에는 밖에서 돌아오면 반드시 땀을 씻어냄과 동시에 고환에도 물을 충분히 뿌려주어 이를 식혀주는 습관을 들여주어야 한나. 모두가 힘을 잃는 계설인 여름. 낭신만이 홀로 건강하게 섹스를 즐길 수 있는 비결이 바로 그것이다.

사각팬티를 입는다

한번은 60세 이상인 남성들만 모여서 온천지에 하룻밤 여행을 다녀온 적이 있었다. 거기서 내가 발견한 것은 동행자의 60% 이상이 삼각팬티를 입고 있었다는 사실이다.

그날 밤, 나는 "그렇게 통풍이 좋지 않고 고환을 압박하는 팬티를 입으면 거기가 약해져버린다"고 말해주었다.

통풍이 좋지 않으면 당연히 고환 주위의 온도가 상승한다. 온도가 높아지면 고환의 기능이 저하된다. 고환의 기능이 저하되면 정자의 생산력이 떨어지고 남성호르몬의 분비량도 줄어들기 때문에 남자의 성적 능력이 감퇴하게 되는 것이다.

또 고환이 강한 압박을 받기보다는 자유롭게 덜렁거릴 수 있는 게 더 좋다. 고환의 적절한 온도를 스스로 조절하여 유지하고 있는 음낭의 라디에이터 기능은 가랑이 사이에서 흔들흔들 자유롭게 지낼 수 있을 때 그 힘을 더욱 잘 발휘할 수 있기 때문이다.

고환을 위해서는 아예 팬티를 입지 않고 지내는 것이 가장 좋지만 그렇게 할 수 없다면 최소한 팬티는 삼각팬티가 아닌, 통풍이 좋은 사각팬티를 입어준다.

나는 집에서 일할 때면 한낮에도 팬티를 입지 않고 지낸다. 작업실에 들어가면 그 누구의 눈치를 볼 필요도 없이 자유롭게 지낼 수 있기 때문이다.

팬티를 입지 않고 지내면 고환을 언제나 시원하게 해줄 수 있을 뿐만 아니라 책을 읽으면서, 원고를 쓰면서도 고환과 페니스를 만져서 자극을 줄 수 있기 때문이다.

고환과 페니스를 마사지로 자극해 주면 그 부분의 혈액순환이 촉진되어 정력 증강에 직접적인 영향을 줄 뿐만 아니라 뇌를 활성화시켜서 뇌하수체 호르몬의 분비 촉진과 정자생산의 활성화를 꾀할 수 있게 된다.

속옷 이야기가 나왔으니 말인데, 옛날 일본 남자들이 입었던 훈도시(남자의 중요한 부분만 가리도록 된 옷)는 성 기능을 높이기 위한 가장 합리적인 속옷이었다고 할 수 있을 것이다.

훈도시는 옆이 열려 있기 때문에 통풍이 잘 되어 고환을 항상 차갑게 하는 냉각기능이라는 면에서 매우 뛰어났으며, 고환을 압박하지 않고 자유롭게 흔들릴 수 있도록 한다는 점에서도 매우 이상적인 속옷이었다.

또한 오금법에 있는 묶어 올리는 것에 대한 효과도 볼 수 있으며 생각이 날 때면 언제든지 옆으로 손을 넣어서 고환과 페니스를 만질 수 있다는 점도 장점으로 들 수 있겠다.

내가 어렸을 때는 여름이면 미지근한 물로 땀을 씻어낸 뒤 평상에서 저녁 바람을 쐬는 모습을 하나의 풍물처럼 볼 수가 있었다. 남자 어른들은 그야말로 훈도시 하나만 걸치고 앉아서 그것이 옆으로 살짝 얼굴을 내밀어도 전혀 신경 쓰지 않고 장기를 두었으며 젊은 여자들도 그런 모습을 수도 없이 보아왔기 때문에 특별히 신기해하지도 않고 아무렇지도 않게 그들과 담소를 나누곤 하던 모습이 떠오른다.

옛날 남자들이 먹는 음식에 비해서 원기 왕성하게 아이들을 많이 낳을 수 있었던 원인의 하나가 바로 이 훈도시가 지니고 있는 정력 증강 효과에 있었던 것이 아닐까 하고 나는 종종 생각하곤 한다.

페니스에 마사지를 해준다

페니스의 발기력을 높이기 위해서는 매일 페니스를 마사지하여 페니스의 혈관에 혈액이 잘 흘러 들어갈 수 있도록 활성화 시켜주는 일이 중요하다.

잘 알려진 바와 같이 페니스의 발기는 페니스 속에 있는 두 줄기 음경해면체의 혈관에 대량의 혈액이 흘러들어가 그것이 충만되었을 때 일어나는 현상이다.

그런데 나이를 먹거나 페니스의 사용 빈도가 적어지면 해면체의 혈관이 수축된 채로 있게 되기 때문에 유연성을 잃어 혈액의 유입이 원활하게 이루지지 않게 된다.

따라서 섹스와는 상관없이 언제나 건강한 페니스를 유지하기 위해서는 매일 페니스를 마사지해주어 특별히 쓸 일이 없더라도 하루에 한두 번은 발기되도록 하는 습관을 들일 필요가 있다.

페니스에 대한 마사지는 언제 해도 상관은 없지만 조금 발기력이 저하된 듯한 사람은 아침에, 잠에서 깼을 때 자신의 의사와는 상관없이 페니스가 발기해 있을 때를 잘 활용해주면 좋다.

'아침 발기'에 대해서는 앞서도 말했지만, 잠들어 있는 동안 방광에 오줌이 쌓이고 그것이 방광 옆에 있는 발기중추를 자극하여 자신의 의사와는 상관없이 일어나는 현상인데, 이 '아침 발기' 현상을 잘 이용하여 페니스의 혈관으로 혈액이 유입되도록 습관을 들여놓자는 것이다.

고등학교 시절에 배웠던, 러시아 학자가 개를 사용하여 실험한 파블로프의 조건반사 실험이라는 것이 있다. 나는 이 방법을 페니스의 발기에 활용해야겠다고 생각하여 젊었을 때부터 페니스를 비비면 바로 발기하도록 습관을 들여놓은 덕분인지 62세가 된 지금도 극도로 피곤한 날이나 술을 많이 마신 날을 제외하고는 언제나 페니스를 만지고 앞뒤로 조금 움직여주기만 해도 단 1분도 안 되어 고맙게도 페니스가 발기를 한다.

지금부터라도 절대 늦지 않았으니 직접 시험해보기를 권한다. 이 방법의 핵심은 페니스를 마사지할 때는 반드시 발기를 시키는 것이다. 발기하기 전, 어중간한 상태에서 마사지를 그만두면 페니스가 마사지에 대해서는 발기하지 않아도 괜찮다고 생각해버리기 때문에 주의를 해야 한다.

마사지를 한 때는 반드시 발기해야 한다는 사실을 페니스에게 가르쳐주는 것이 무엇보다도 중요하다.

페니스 마사지는, 앞뒤로 문지르고 쥐었다 폈다 하고, 양쪽 손바닥으로 가볍게 두드리고, 당기고…… 하는 것이 효과적이다.

페니스의 귀두 부분을 마사지해 준다

섹스에서 여자를 기쁘게 해주는 고추를 갖고 싶은 사람은 페니스의 귀두부를 중점적으로 마사지하라.

단련에 의해서 커다랗게 부풀어 오른 귀두는 섹스를 할 때 여자들에게 강렬한 자극을 주어 틀림없이 감사한 마음을 품게 할 것이다.

남성에게 존재하는 '거근소망(巨根所望)'은 여성에게도 존재한다. 단지 남성은 막연하게 커다란 성기를 갖고 싶다고 바라는데 비해 여성은 구체적으로 귀두부의 두께와 페니스의 줄기 부분의 두께에 큰 차이가 있는 페니스를 좋아한다.

옛날부터 이는 최고의 페니스라고 일컬어졌는데 귀두의 머리 부분이 커다랗게 부풀어 있는 페니스는 섹스를 할 때 여성의 질 깊숙이 그것이 걸려 여성에게 참을 수 없을 정도로 좋은 기분을 선사하기 때문이라고 한다.

그렇다면 이렇게 이상적인 페니스를 만들기 위해서는 어떻게 하면 되는 것일까?

페니스의 크기와 모양은 선천적인 것이기 때문에 제 아무리 발버둥을 쳐도 소용없다고 알려져 있지만 나는 그렇게 생각하지 않는다. 왜냐하면 인간의 몸을 비롯한 모든 유기체들은 자극을 받으면 강해진다는 사실을 생각해본다면 페니스 역시 효과적인 자극을 주면 강해질 수 있을 것이라고 생각한다.

귀두가 노출되어 있는 페니스와 포경이라 불리는 페니스는 귀두부의 발달 상태가 현저한 차이가 있다. 이것을 봐도 알 수 있는 것처럼 페니스의 성장기인 13~20세 사이에 귀두를 완전히 노출시켜주고, 성교와 자위행위를 통해서 제대로 성장시켜 주는 것이 가장 바람직하지만 지금부터라도 결코 늦지는 않았다.

미나미 키이치(南喜一) 씨는 50대에 스승인 호소노 엔다이(細野燕臺) 씨로부터 남자의 물건을 훌륭하게 하기 위해서는 "무조건 거칠게 사용하라"는 가르침을 받고, 이후부터 그 가르침에 따라서 수많은 여성들을 향해서 돌격하여 귀두부의 두께를 1㎝ 굵게 만들었으며, 5년 후에는 2㎝나 굵게 만들었다고 한다.

그 수치는 둘째 치더라도 귀두부를 포함해서 페니스는 언제나 사용하면 그 크기나 기능은 향상되지만 사용하지 않으면 점점 위축되거나 그 기능이 저하되는 것은 사실이다.

페니스와 페니스의 귀두부는 실전 섹스를 통해서 단련하는 것이 가장 좋지만 그럴 기회가 없을 때는 자신의 손으로 마사지를 하여 단련시킬 수가 있다.

왼손으로 페니스를 잡고 오른손 엄지에 침이나 크림을 발라 미끄럽게 한 다음 귀두관부(龜頭冠部)를 따라 문지르듯 마사지를 한다. 또 오른손 엄지와 검지로 고리를 만들어 귀두부를 마찰해주는 것도 좋다.

이렇게 페니스의 귀두부를 매일 마사지해주면 그 부위의 혈액순환이 좋아져서 발기시 귀두부와 귀부관부가 몰라볼 정도로 커다랗게 부풀어오르고 더욱 딱딱해진다는 사실을 틀림없이 실감할 수 있을 것이다.

한편 남성의 사정은 귀두와 귀두후부에 있는 포피소대부(包皮素帶部)가 연속적인 자극을 받아 그것이 정점에 달하게 되면 일어나는 현상인데, 평소부터 귀두와 포피소대를 마사지하여 자극을 주게 되면 사정에 이르는 시간이 길어져서 섹스의 지속시간을 자유자재로 조절할 수 있게 된다. 그러면 여성에게 완전한 만족감을 주게 되어 더욱 여성들로부터 환영을 받는 페니스로 만들 수 있게 되는 것이다.

귀두부가 큰 페니스로 질구를 얇게, 그것도 밖으로 끌어낼 때 힘을 주어 빼내는 피스톤운동을 계속하면 여성들은 말할 수 없는 쾌감을 느끼게 된다고 한다. 그렇게 되면 질구 부근의 괄약근이 강하게 수축되어 남성들도 쾌감을 느끼게 됨과 동시에 질의 수축에 의해서 귀두부가 더욱 단련되는 일석이조의 효과를 거둘 수 있게 되는 것이다.

성에 관계되는 근육들에는 내장의 근육들과 마찬가지로 자신의 의지로는 움직일 수 없는 근육들이 많기 때문에 이들 근육들을 언제나 건강하게 단련하기 위해서는 외부적인 자극을 끊임없이 부여할 필요가 있다.

구해면체근을 지압 · 마사지한다

사정을 할 때 분출하는 힘이 약해져서 사정시의 쾌감이 약해졌다고 생각되면 페니스의 뿌리 부분에 있는 성과 관련된 근육인 구해면체근을 매일 지압 · 마사지 해주면 좋다.

남자는 누구나 나이를 먹어감에 따라서 발기력이 약해지고 사정시 분출하는 힘이 약해지게 마련이다. 그 힘차게 뿜어져 나오던 정액이 스멀스멀 새어나오는 듯한 느낌이 들어 속으로 한탄하고 있는 사람도 적지 않을 것이다.

나이에 따른 어쩔 수 없는 현상이라고는 하지만, 남자는 섹스에 있어서 사정에 이르기 직전의 순간과 다음에 일어날 사출의 순간에 가장 큰 쾌감을 얻는다. 그렇기 때문에 발기력이 약해지는 것도 약해지는 것이지만 사정력이 떨어지면 여기서 커다란 상실감을 느끼게 된다. 그럼 어떻게 해야 사정력을 회복할 수 있을까.

사정은 페니스의 끝 부분인 귀두부에 연속적인 자극이 주어지면 일어나는 현상인데 그때 필요한 것이 성에 관계되는 근육들, 특히 사정과 깊은 관계가 있는 구해면체근의 힘인 것이다.

구해면체근은 페니스의 뿌리 부분에서 요도해면체를 고정시켜주어 사정시에 오줌이 함께 나오지 않도록 해줌과 동시에 사정의 압력을 만들어내는 역할을 하고 있다. 따라서 사정시의 힘, 즉 사정의 압력을 높이기 위해서는 이 구해면체근을 활성화시켜 그 기능을 충분히 발휘할 수 있도록 해야 한다.

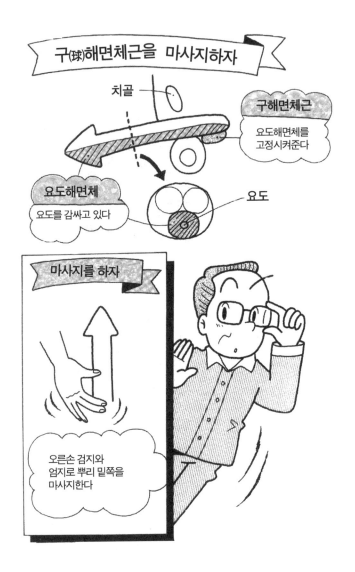

구(球)해면체근을 마사지하자

치골

구해면체근
요도해면체를
고정시켜준다

요도해면체
요도를 감싸고 있다

요도

마사지를 하자

오른손 검지와
엄지로 뿌리 밑쪽을
마사지한다

구해면체근을 비롯한 성 근육은 내장의 근육과 마찬가지로 자신의 의지로는 움직일 수 없는 근육들이 많다. 이들 근육을 언제나 건강하게 유지하기 위해서는 지압과 마사지 등을 통해서 끊임없이 외부로부터의 자극을 줄 필요가 있다.

페니스의 뿌리 밑부분에 위치하고 있는 구해면체근을 오른손 검지와 중지로 매일 지압, 마사지해주면 사정력이 회복되어 바라고 바라던 사정시의 쾌감을 되찾을 수 있게 된다.

회음부에 집중해 있는 성 근육을 지압 · 마사지해준다

페니스의 발기와 사정은 페니스의 힘뿐만 아니라 여러 가지 성 근육의 힘을 이용해 일어나는 현상이다.

그렇기 때문에 페니스의 발기력과 사정력을 높이기 위해서는 페니스를 단련함과 동시에 성 근육들을 활성화시켜 주는 일도 중요하다.

성 근육에는 앞에서 서술한 구해면체근과 페니스의 발기와 크게 관계가 있는 좌골해면체근 외에도 천 · 심회음횡근, 요도괄약근, 외항문괄약근 등이 있으며 모두 성기와 항문 사이에 있는 회음부에 집중되어 있다.

발기력과 사정력이 떨어진 사람은 이들 근육이 위축되고 딱딱해져서 기능이 저하된 것이니 회음부를 매일 지압 · 마사지해주어 혈액순환을 좋게 해줌으로써 그 기능을 회복시키고 정력을 향상시킬 수 있다.

회음부에 대한 지압과 마사지는 천장을 보고 누워 무릎을 들고 검지와 중지, 약지를 사용하여 그 중심부에서 고환 쪽으로 밀어올리듯이 한다. 그러면 하복부의 혈액순환이 좋아지고 페니스로 흘러드는 피의 양도 증가하여 발기력이 향상된다.

스스로 하기가 조금 힘들다면 아내에게 부탁해도 효과를 얻을 수가 있다.

선수(仙髓)를 지압 · 마사지한다

페니스를 건강하게 발기시키기 위해서는 페니스 자체를 단련해야 함은 물론, 섹스에 대해서 민감하게 반응하도록 뇌를 젊게 유지시켜야 하며, 성 근육을 활성화시켜야 한다. 그리고 한 가지 더 중요한 일은, 페니스를 통해서 전달된 성적 자극과 대뇌로부터의 명령을 받아 페니스에게 발기 명령을 내리는 발기중추를 건강하게 해두는 일이다.

이 발기중추의 혈액순환이 좋지 않아 울혈 등이 일어나게 되면 신경의 전달기능이 저하되어 페니스로부터의 성적 자극과 대뇌로부터의 발기 명령이 원활하게 전달되지 못하고, 그렇게 되면 페니스가 벌떡 일어나지 못하거나 전혀 발기하지 못하게 된다.

발기중추는 등뼈의 가장 밑부분, 꼬리뼈의 바로 윗부분에 있는 선수(仙髓)라는 곳에 있다.

옛날부터 이 사실을 알고 있었던 안마사들은 정력이 쇠한 남자에게 안마를 해줄 때는 이 선수 부분을 확실하게 주물러주었으며, 또한 남자 손님이 혼자 와서 여자 안마사를 부르면 여자 안마사는 이곳만은 절대로 주무르지 않았다고 할 만큼 즉시 효과를 볼 수 있는 정력증강 혈이다.

많이 걷고 일반적으로 운동을 하거나 섹스를 자주 하고 있는 사람은 이 부분에 울혈이 생길 염려는 거의 없지만, 특히 허리가 뻐근하거나 최근에 발기력이 떨어진 사람, 그리고 건강한 사람이라도 더욱 강한 정력을 갖고 싶다고 생각하는 사람들은 이 선수 부분을 매일 지압·마사지해줄 것을 권한다.

선수는 자신의 손으로는 주무르기 조금 힘든 곳에 있어서 억지로 주무르면 오히려 팔에 무리가 오기 쉽다.

나는 위쪽을 보고 누워서 그곳에 조그만 마사지기를 가져다 대거나 테니스공을 허리 밑에 넣는 등의 방법을 이용하여 마사지하고 있다. 섹스를 하기 직전에 남녀가 서로 이곳을 눌러주면 전희와 같은 효과를 주며, 또 선수에 대한 지압은 여성의 성감 향상에도 효과가 있으니 둘이 함께 마사지하는 것도 성감을 높이는 좋은 방법이다.

섹스에 필요한 근육을 단련한다

섹스를 즐기기 위해서 최소한 허리의 전후 운동은 꼭 필요하다. 허리를 앞뒤로 움직이기 위해서는 허리 근육은 물론 복부 근육도 사용된다. 남성 상위의 자세로 섹스를 한다면 남자는 자신의 상체가 여성에게 부담이 되지 않도록 하기 위해서 상체를 지탱할 수 있을 만큼 팔 근력을 가지고 있어야 한다.

또한 평소 1분에 70회 전후를 기록하던 맥박수가, 섹스를 하면서 흥분하게 되면 120회로 높아지며 절정기에는 180회 정도로 평상시의 3배 정도 빨라진다고 알려져 있다.

이렇게 되면 심장도, 심장에 산소를 공급하는 폐도 맹렬한 스피드로 일하지 않을 수가 없기 때문에 심장과 폐의 근육도 빠른 속도로 가동하게 된다.

이처럼 성교라는 육체적 행위를 만족스럽게 행하려면 우선은 튼튼한 근육과 스태미너를 갖고 있어야 한다. 하지만 이 두 가지는 저절로 발달하는 것이 아니라, 단련하지 않고 그대로 놓아두면 오히려 육체가 쇠약해짐에 따라서 그 능력이 감퇴한다는 점에 문제가 있는 것이다.

옛날 사람들은 이러한 근력과 스태미너를 일상생활 속에서 자연스럽게 길러왔다. 예를 들면 농경작업을 하거나, 장작을 패거나, 물을 긷거나, 먼 거리를 자신의 발로 걷거나 하는 등의 일을 통해서였다. 하지만 자동화와 기계화된 사회 속에서 생활하고 있는 현대인들은 아무래도 운동이 부족해지기 때문에 근력과 스태미너가 떨어지게 마련이다.

여러 가지 기계가 인간의 근육을 대신하고 있으며, 전철과 자동차, 엘리베이터, 에스컬레이터 등이 인간의 다리를 거의 무용지물로 만들어가고 있다. 이렇게 우리들은 갑자기 '단추를 누르는 인간'이 되어 깨어 있는 시간의 대부분을 앉아서 보내고 있다.

또 운동도 TV를 통해서 시합을 관전하면서 마치 자신이 몸을 움직이고 있는 것 같다는 착각에 빠지기 때문에 우리들은 더욱 몸을 움직이지 않게 되어버린 것이다.

인간의 몸, 특히 근육은 사용하면 할수록 근력은 더욱 늘어나고 사용하지 않으면 퇴화해버린다. 그리고 육체적 활동이 부족해지면 근육이 위축되고, 근육이 위축되면 근육조직이 점차적으로 감소하여 근력이 떨어지고 무기력하게 된다.

우리들의 몸을 강하고, 건강하고, 유연하게 유지하기 위해서는 매일 규칙적으로, 그리고 조직적으로 운동을 해주는 것 외에는 달리 방법이 없다.

근력은 운동량의 부담을 점점 증가시켜 줌으로써 늘려나가는 것이며, 스태미너는 한 번의 운동 시간을 점점 증가시켜 가면서 강해진다.

다음에 소개할 체조는 일반적인 건강에도 도움이 되는 것은 물론, 특히 섹스를 통해서 만족을 얻기 위해서 필요한 몸의 특정 부분과 그 근육의 힘을, 그리고 스태미너를 증강시키는 것에 목적을 두고 있는 체조이다.

모든 동작이 섹스에서의 움직임을 전제로 만들어진 것이니 체조를 할 때 각각 섹스에서의 동작을 상상하면서 몸을 움직인다면 더욱 큰 효과를 볼 수 있다.

또한 체조를 할 때의 복장은 가볍고 편안한 것이라면 무엇이든 상관없지만 가능하다면 알몸으로 전신거울 앞에서 하는 것이 좋다. 그렇게 하면 근육의 움직임을 직접 볼 수 있기 때문에 그 효과를 눈으로 직접 확인할 수 있어서 더욱 즐겁게 할 수가 있다.

체조는 자신의 페이스에 맞춰서 무리하지 말고 조금씩 횟수를 늘려나가면 되는데 체조의 효과를 보려면 역시 조금 땀을 흘리는 정도가 적당하며 그 정도를 목표로 운동하면 될 것이다.

그리고 체조를 마친 뒤에는 목욕이나 샤워를 통해서 땀과 노폐물을 씻어내어 청결함을 유지해줌과 동시에 온수욕을 통해서 근육을 풀어주고 피부의 혈액순환을 좋게 해주면 체조의 효과는 더욱 향상될 것이다.

하루에 열 번, 등 근육을 펴준다

인간의 몸은 안으로 굽어지도록 되어 있다. 등 근육이 굽어진 채로 있게 되면 근육통과 관절통, 신경통 등의 원인이 되기 쉽다. 여기저기가 아프다면 섹스는 생각할 수도 없을 것이다.

책상에 앉아 있을 때도 자칫 고개를 숙이고, 어깨를 앞으로 굽히고, 등이 구부정한 채로 일을 하기 쉽다. 자동차를 운전할 때도 어깨를 앞으로 둥글게 굽혀서 운전을 하기 쉽다. 그러한 자세를 그때그때 교정해 나가지 않고 오랜 세월 그대로 내버려두면 등이 굽고 허리가 구부정하게 되어버린다.

그런 자세를 하고 있는 자신을 발견하게 되면 그럴 때마다 등 근육을 반대로 젖혀서 하루에 10번은 펴줄 수 있도록 신경을 써줘야 한다.

또 사람의 정신상태는 자세에 나타나기 마련이다. 어깨나 등이 앞으로 구부정해져 있다는 것은 노화의 증거이다. 아침에 잠에서 깨어나 잠자리에서 벗어나면 바로 몸을 곧게 펴고 선다.

역의 승강장에서 전철을 기다리는 동안, 엘리베이터가 오기를 기다리는 동안에는 머리가 하늘에 매달려 있는 듯한 느낌으로 곧게 서 있자.

거리를 걸을 때는 가슴을 펴고 앞을 똑바로 바라보고 당당하게 등을 펴고 걷는다.

기골과 기개, 정신적인 지주를 백본(backbone)이라고 한다. 인체의 중심이 되는 척추가 튼튼하고 꼿꼿하게 서 있지 못하면 인간은 정신적으로도 당당하게 서 있지 못하게 된다.

자세를 바로잡아라. 척추를 강화하도록 노력하라. 의식적으로 몸을 젊게 유지하는 것이 마음을 젊게 유지하는 방법이며, 젊은 마음이 섹스 평생 현역을 가능케 하는 것이다.

인간이 네 발 동물에서 진화하여 직립보행을 시작한 이후로 척추는 전신을 지탱하는 데 있어서 가장 중요한 역할을 해왔다. 그러나 현대인은 그 척추가 점점 약해져가고 있다.

양 발끝을 여덟 팔(八)자로 놓고 발끝을 벌려서 똑바로 선 다음, 발끝을 향해서 앞으로 몸을 구부렸다가 이어서 뒤로 몸을 젖히는 운동을 한다. 또 오른손을 위로 올리고 왼손을 왼쪽 허리에 댄 채로 몸을 왼쪽으로 구부리고, 이번에는 반대로 왼손을 위로 올리고 오른손을 오른쪽 허리에 댄 채로 몸을 오른쪽으로 구부린다.

그리고 이번에는 다리를 약간 벌리고 양손 끝을 오른쪽 발가락 끝과 왼쪽 발가락 끝으로 서로 번갈아가며 몸을 굽혀준다. 이런 척추운동을 매일 해주면 등뼈를 둘러싸고 있는 인대와 연골이 부드러워지고 뼈조직의 혈액순환이 좋아져서 뼈의 노화를 방지할 수가 있다.

또 이 운동은 척수신경을 펴주어 신경의 노화를 방지해주기 때문에 발기신경의 젊음을 유지하는 데도 매우 효과적이다.

호적상의 나이는 그냥 내버려두어도 한 해가 지남에 따라서 저절로 올라가게 되어 있지만 마음의 나이나 몸의 나이는 자기 스스로가 만들어나가는 것이다.

하루에 3번, 자신의 얼굴과 모습을 거울에 비춰보고 자신이 어떤 얼굴을 하고 있으며 어떤 모습을 하고 있는지 체크해 보도록 하자.

많이 걷는다

"노화는 다리와 허리에서부터 온다"는 말이 있다.

다리와 허리가 약해지지 않도록 하기 위한, 그리고 다리와 허리를 단련하기 위한 가장 효과적인 운동은 바로 자신의 다리로 직접 걷고 뛰고 계단을 오르내리는 일이다.

아무리 생각해 봐도 현대인들은 운동 부족이다.

어쩌면 매일 아침 가장 가까운 역까지는 아내가 차로 데려다주고, 역에서는 에스컬레이터를 이용, 지하철역을 오르내릴 때도 에스컬레이터가 있으니 그것을 사용하고 있을지도 모른다. 회사에 도착하면 엘리베이터가 기다리고 있으며, 외근을 나가게 될 때는 택시를 이용한다. 하루 하루를 이런 식으로 보내고 있는 사람들이 많을 것이다.

또 회사에서는 거의 앉아 있기만 하고, 하루 종일 앉아서 상대하는 것은 컴퓨터. 이런 생활을 계속한다면 다리 허리는 물론 척추까지 약해진다고 해도 조금도 이상할 것이 없다.

잘 알고는 있지만 좀처럼 운동을 할 기회가 생기질 않는다고 말하는 사람들이 많을 것이다. 지당하신 말씀이다. 하지만 우리에게는 다리라는 것이 붙어 있다. 그 다리를 사용하면 일상생활 속에서도 충분히 운동을 할 수가 있다.

집에서 가장 가까운 역까지 걸어서 30분 정도 걸린다면 조금 일찍 일어나 걸어가면 된다. 처음에는 아침에 일찍 일어나기가 힘들겠지만 익숙해지면 30분 정도 일찍 일어나는 것은 아무런 문제도 되질 않는다. 오히려 걷는 데서 오는 상쾌함과 자신도 아직은 젊다는 사실을 실감하게 되어 기대 이상의 힘을 얻게 될 것이다.

출근시간에는 젊은 아가씨들도 빠른 걸음으로 역을 향해서 걷게 된다. 그 뒤를 따라서, 흔들리는 엉덩이라도 감상하면서 즐거운 마음으로 걷는다면 일석이조의 효과를 거둘 수 있다.

역에서도 젊은 사람들이 잠에서 덜 깬 얼굴로 에스컬레이터를 타고 올라가는 것을 바라보면서 나이든 아저씨가 상쾌한 걸음으로 계단을 오르는 것도 상당히 멋있는 모습이다.

요즘에는 계단을 이용하는 사람이 거의 없을 테니 회사의 계단은 틀림없이 당신 혼자만의 것이 될 것이다. 아무도 보지 않는 데서 계단을 두세 단씩 뛰어오르며 자신의 젊음을 시험해 보는 것도 상당히 즐거운 일이다.

나도 지금은 아파트의 5층에서 살고 있는데 엘리베이터를 이용하지 않고 계단으로 오르내리면서 얼마나 숨이 차오르는지를 체크하고 있다.

특히 도시에서는 마음 먹고 운동을 하려고 해도 좀처럼 기회를 만들어내기 힘들지만, 걷는 일이나 계단을 이용하겠다고 생각한다면 의외로 간단하게 최소한 필요한 양의 운동 정도는 간단하게 할 수 있게 된다.

걸을 수 있다면 뛰어라, 뛸 수 있다면 달려라. 몸을 움직이는 일, 즉 운동이 매우 중요하다는 사실은 잘 알려져 있지만 실천하기가 쉽지 않은 듯하다.

같은 거리를 걷는다 하더라도 가능한 한 빨리 걸어야 한다. 밖에서 뛸 기회가 없는 사람들은 휴일에 집에서 뒹굴뒹굴하고 있지 말고 제자리걸음이나 제자리달리기라도 하면 된다. 달리기는 단시간에 큰 운동효과를 거둘 수 있다는 점에서 가장 효과적인 방법이다. 또한 돈이 들지도 않고 남에게 피해를 주는 일도 없다.

허리를 튼튼하게 단련한다

섹스에서 충분한 만족을 얻고 즐기기 위해서는 허리를 자신의 뜻대로 움직이고 자유자재로 사용할 수 있도록 해야 한다.

적어도 남자라면 누가 가르쳐주지 않더라도 섹스를 할 때는 본능적으로 허리를 앞뒤로 움직여야 한다는 사실을 알고 있다.

하지만 그것을 앞뒤로만 움직이는 것이 아니라 회전운동이나 강약을 주면서 움직이는 등 여러 가지 기술을 동원하여 움직일 수 있도록 훈련하고 있는지에 대해서는 의문스럽다.

세상에는 요리학원이나 자동차학원같이 일상생활을 원활하게 하고 능숙하게 운영해나갈 수 있도록 하기 위한 방법을 가르쳐주는 곳은 매우 많지만, 인생에서 커다란 비중을 차지하고 있는 섹스에 대해서 가르쳐주는 곳은 전무하다고 해도 틀린 말은 아닐 것이다.

요리라면 집에서 어머니에게 배우고, 자동차 운전이라면 선배나 친구에게 그 요령을 배우면 될지도 모르겠지만, 섹스에 관해서는 아버지가 손짓발짓해 가면서 가르쳐줄 리가 없다.

학교에서도 성교육 시간에 인간의 생리학적인 것에 대해서는 가르쳐줄지 모르겠지만 남녀가 섹스를 통해서 충분히 만족하기 위한 방법 같은 것은 가르쳐주지 않는다. 그러한 것을 특히 남자들에게 가르쳐 주었던 것이 유곽의 여자들이었는데 그것이 이제는 옛날 얘기가 되어버리고 말았다.

생식을 위한 섹스라면 모르겠지만, 즐기기 위한 섹스에서는 그저 열심히 허리를 앞뒤로 움직이는 것만 가지고는 섹스의 쾌락을 도저히 기대할 수가 없다.

그 결과 남녀간에 성에 대한 잘못된 인식이 생겨나게 되어 남자는 자신만을 생각하고 여성에게는 만족감을 주지 못하는 외로운 성생활을, 여자는 평생 여자로서의 기쁨을 알지 못하는 불만스러운 성생활을 하게 되어 최악의 경우에는 이혼이라는 종말을 맞이하게 되는 것이다.

인간의, 특히 쾌락을 얻기 위한 섹스는 본능이 아닌 학습에 의해서 얻어지는 것이다. 물론, 허리를 어떻게 움직여야 하는가 하는 것에만 내용을 국한시켜서 이야기할 수 있는 문제가 아니다. 마음과 음식, 침실의 분위기 등과 같은 여러 가지 것들을 포함하고 있는 문제이기는 하지만 섹스에서 쾌락을 직접적으로 만들어내고 있는 것은 성기의 결합이며 그것을 지배하는 데 가장 중요한 역할을 하는 것이 바로 허리인 것이다.

허리를 단련하여 자유자재로 움직일 수 있도록 하는 것이 중요한데 이는 비단 남성에게만 해당되는 이야기가 아니다. 섹스에 있어서는 기본적으로 남성이 능동적이며 여성이 수동적이기는 하지만 여성이 그에 맞춰서 허리를 기술적으로 사용하는 일은 여성 자신의 성감 증대를 위해서도 중요한 일이며, 남성에게도 더욱 큰 자극을 줄 수 있으므로 여성도 남성과 함께 허리를 단련해 두는 것이 바람직하다.

허리의 중요성은 단순히 허리의 움직임에만 있는 것이 아니라 스태미너도 매우 중요하게 작용을 한다. 물론 사람에 따라서도 다르고 전희의 정도에 따라서도 달라지겠지만, 남성이 여성을 엑스터시로 인도하기 위해서는 페니스를 삽입한 뒤 3분간을 지속한다면 최소 300번 정도 허리를 움직일 필요가 있다. 그것을 10분, 20분, 30분간 계속하려면 상당한 스태미너를 필요로 할 것이다.

지금부터 설명하려는 허리 체조는 간단하고 어디서나 할 수가 있으며, 또 특별히 일정한 시간에 해야만 하는 것도 아니다. 아침에 자리에서 일어나서, 혹은 저녁에 잠자리에 들기 전에 해도 상관이 없고, 잠깐 시간이 났을 때 조금씩 해도 상관이 없다. 단지 하나 하나의 동작을 정확하게 해주어야 한다.

이 체조로 허리의 근육을 강화하고 그와 동시에 스태미너를 보강한다면 섹스에서 벌어지는 어떤 상황이라도 대응할 수가 있게 된다. 그러면 자신의 기쁨이 증가함은 물론 파트너에게도 행복감

을 줄 수가 있어서 남녀 모두 섹스의 즐거움을 두 배로 맛보게
될 것이다.

　다만, 무리하지 말고 가능한 것부터 차근차근 해나가는 게 중요
하다.

허리의 전후운동

　섹스의 움직임 중에서 가장 많이 사용하는 것은 허리의 전후운
동이다. 하지만 오늘날처럼 자동화된 사회 속에서, 운동도 하지
않고, 거의 걷지도 않으며, 늘 앉아서만 생활하고 있는 현대인들
은 이 기본적인 움직임조차 충분히 할 수 없을 정도로 허리의 근
육과 스태미너가 떨어져 있는 실정이다.

　또한 육체의 다른 부위와 마찬가지로 허리도 나이를 먹어감에
따라서 그 기능이 점점 쇠퇴된다. 그 쇠퇴를 조금이라도 막아 평
생 현역으로 섹스를 즐기기 위해서는 평소부터 체조를 통해서 허
리를 단련하여 건강을 유지하도록 하는 것이 중요하다.

　허리의 전후운동에는 ① 선 자세에서 하는 것 ② 앉아서 하는
것 ③ 무릎을 꿇고 몸을 앞으로 굽힌 자세에서 하는 것 ④ 누워서
하는 것 등, 네 가지가 있다.

　또 그 움직임에 따라서 일정한 리듬에 맞춰서 천천히 허리를
앞뒤로 움직이는 것, 일정한 리듬에 맞춰서 격렬하게 허리를 앞뒤

로 움직이는 것, 약입강출(弱入强出)의 리듬에 맞춰서 움직이는 것, 구천일심(九淺一深)의 리듬에 맞춰서 움직이는 것 등이 있다.

이들 허리운동의 모든 움직임은 기본적으로는 전부 같은데, 골반을 전방으로, 혹은 후방으로 이동시키는 것이다.

① 선 자세에서 허리의 전후운동(前後運動)을 한다.

양다리를 조금 벌리고 선 자세에서 배를 집어넣고 페니스를 중심으로 앞쪽 위를 향해서 찔러 올리는 듯한 기분으로 끝까지 들어 올렸다가 허리를 뒤로 빼면서 엉덩이를 뒤쪽으로 끝까지 밀어낸다. 일정한 리듬에 맞춰서 천천히 반복한다.

이 운동은 페니스를 삽입한 직후의 초기적인 몸 움직임이다. 남녀가 서로의 성기 마찰 감각을 천천히 맛보려고 할 때 효과적인 움직임이며, 모든 전후 동작의 기본이 된다. 이 움직임을 마스터하면 다른 자세나 움직임으로도 쉽게 응용할 수가 있다.

다음으로 같은 자세로 격렬하게 허리를 앞뒤로 움직이는 운동이다. 대부분의 남녀가 절정을 맞이하기 직전에 원하는 움직임이 바로 이 격렬한 전후운동이다.

'약입강출'은 여성에게 있어서는 가장 기분이 좋은 페니스의 피스톤운동이다. 페니스를 천천히 삽입했다가, 빼낼 때는 귀두관의 부풀어오른 부분이 질벽과 질구에 걸리도록 해서 강하게 빼내는 고도의 기술이다.

그리고 최고의 몸놀림이라고 할 수 있는 것이 바로 '구천일심'

이다. 즉, 질의 얕은 부분에서 페니스를 아홉 번 움직였다가 마지막 한 번을 질 깊숙한 곳까지 찔러넣는 것이다. 이 움직임을 반복하면 그 어떤 여자라도 천상에 오르게 된다는 섹스의 정수라 할 수 있다. 이 두 가지를 함께 익혀두었다가 실전에 활용한다면 섹스에 대한 자신감이 생겨날 것이다.

② 앉은 자세에서 허리의 전후운동을 한다.
양다리를 앞으로 펴고 앉아서 두 손으로 뒤쪽을 짚고 허리 전후운동을 실시한다.

③ 무릎을 꿇고 몸을 앞으로 구부린 자세에서 허리 전후운동을 한다.
양다리를 조금 벌린 자세에서 무릎을 꿇고 몸을 앞으로 굽혀 양손을 바닥에 댄다. 다음으로 몸의 중심을 앞쪽으로 이동시켜서 후배위 자세를 취한 뒤, 허리의 전후운동을 실시한다.

④ 누운 자세에서 허리의 전후운동을 한다.
— 엎드린 채로 양다리를 모으고 팔꿈치를 굽혀 팔뚝으로 상체를 지탱하여 정상위 자세를 취한 뒤, 허리의 전후운동을 실시한다.
— 천장을 보고 누워 양 무릎을 세운 채, 팔을 양쪽 옆구리에 대고 허리의 전후운동을 실시한다.
— 옆으로 누워서 허리의 전후운동을 실시한다.

이상이 허리를 곧바로 앞으로, 혹은 뒤로 움직이는 전후운동인데, 섹스에 있어서는 곧바로 움직이는 것뿐만 아니라 질벽의 왼쪽 오른쪽 면을 향해서 전후운동을 하는 것도 여성들에게 환영받는 움직임이다.

페니스가 정면이 아닌 질의 왼쪽이나 오른쪽을 향해서 피스톤 운동을 하게 되면 질 입구 부근에 언밸런스한 자극이 가해지는데 그것이 신선하고 기분 좋게 느껴지기 때문이다. 전후운동을 완전히 습득한 뒤에 좌우전후 운동에도 도전해본다. 하지만 이들 운동을 단번에 모두 행한다는 것은 중노동에 가까운 일이다. 우선은 기본적인 전후운동부터 서서히 실행에 옮기도록 한다.

허리의 회전운동

이 회전운동은 질 입구를 비롯한 질 내부 전체가 페니스나 귀두에 의해서 빈틈없이 자극을 받게 되기 때문에 특히 여성들에게는 매우 기분이 좋은 움직임이다.

또한 페니스를 깊숙이 삽입한 후에 이 움직임을 행하면 치골이 클리토리스를 자극하게 되기 때문에 쾌감이 증가하게 된다.

이 운동의 기본 자세는 허리의 선후운농 자세와 동일하며, 허리를 전후로 움직이는 대신 훌라후프를 돌릴 때처럼 오른쪽으로 돌리고, 왼쪽으로 회전시키면 된다. 모든 움직임에 대해서 오른쪽으로 돌리기와 왼쪽으로 돌리기를 실시한다.

① 선 자세에서 회전운동을 한다.

양다리를 조금 벌리고 똑바로 서서 훌라후프를 돌릴 때처럼 허리를 오른쪽, 왼쪽으로 돌린다.

② 무릎을 꿇고 몸을 앞으로 굽힌 자세에서 허리의 회전운동을 한다.

양다리를 조금 벌린 자세에서 무릎을 꿇고 몸을 앞으로 굽혀 양손을 바닥에 댄다. 다음으로 몸의 중심을 앞쪽으로 이동시켜서 후배위 자세를 취한 뒤, 허리의 좌우 회전운동을 실시한다.

③ 누운 자세에서 허리의 회전운동을 한다.

— 엎드린 채로 양다리를 모으고 팔꿈치를 굽혀 팔뚝으로 상체를 지탱하여 정상위 자세를 취한 뒤, 허리의 좌우 회전운동을 실시한다.

— 천장을 보고 누워 양 무릎을 세운 채, 팔을 양쪽 옆구리에 대고 허리의 좌우 회전운동을 실시한다.

섹스를 할 때 이 회전운동을 가미한다면 여성들은 쉽게 오르가슴에 도달하게 되며 그 쾌감도 더욱 강렬해진다.

복부 근육을 강하게 하는 운동

섹스에 약해지는 원인 중의 하나가 비만이다. 현대인은 운동량 부족으로 체중이 늘어나게 되는데, 불행하게도 이 늘어난 체중은 복부에 집중하게 되어 복부 근육이 처지게 되고 등 근육도 약해지게 된다.

배가 나오면 남자와 여자 모두 성적인 매력이 반감되고 복부 근육이 처져 있거나 허리 근육이 약해져 있으면 무엇보다도 섹스를 할 때에 몸을 마음대로 움직일 수 없게 된다.

상반신을 일으키거나 허리를 굽히려고 할 때는 반드시 복부 근육이 작용하게 되며, 등을 굽힐 때는 언제나 등 아래쪽 근육이 활동을 하게 된다. 또 허리와 엉덩이를 앞뒤로 움직이거나 회전시킬 때도 반드시 복부 근육의 힘을 사용하게 된다.

이처럼 섹스에서는 대부분의 움직임에 복부 근육이 관여하고 있기 때문에 만족할 만한 섹스를 즐기기 위해서는 나온 배를 집어넣고, 어떤 움직임에도 대응할 수 있도록 복부 근육을 강하게 단련시켜 놓아야 한다.

또 나온 배를 스스로도 보기 싫다고 생각하는 마음이 '열등감'이 되어 섹스에 대한 자신감을 잃게 되는 결과를 가져올지도 모르기 때문에, 조금이라도 비만 기미가 보이고, 복근에 자신이 없다면 반드시 다음 운동을 꾸준히 실천해주도록 한다.

단지, 이 운동에 대해서도 부디 무리는 하지 말고, 가능한 범위에서 운동을 시작하여 서서히 횟수를 늘려나가야 한다.

복부 운동에는 선 자세에서 하는 운동과 누운 자세에서 하는 운동이 있다.

① 선 자세에서 복부 운동을 한다.

양다리를 조금 벌리고 똑바로 서서 손을 허리에 대고 상체를 앞으로 굽혔다가 다시 뒤로 젖힌다. 다음에는 상체를 오른쪽으로 돌렸다가 다시 반대쪽인 왼쪽으로 돌린다. 이 운동을 반복한다.

② 누운 자세에서 복부 운동을 한다.

— 천장을 보고 누워 상체 일으키기.

천장을 보고 누워서 양다리를 모으고 양손을 허벅지에 댄다. 그 상태에서 턱을 끌어당긴 채 천천히 상체를 일으켰다가 다시 천천히 원래의 자세로 돌아간다. 이 운동을 반복한다.

— 천장을 보고 누워 상체 일으켜 비틀기.

위를 보고 누워서 깍지를 낀 양손을 머리 뒤쪽에 댄다. 그 상태에서 상체를 일으켜 앉은 뒤, 왼쪽 무릎에 오른쪽 팔꿈치가 닿도록 상체를 왼쪽으로 비튼다. 같은 요령으로 이번에는 상체를 오른쪽으로 비튼다. 이 운동을 반복한다.

— 천장을 보고 누워 무릎을 가슴 쪽으로 끌어당기기.

위를 보고 누워서 두 손으로 오른쪽 무릎을 구부려 끌어안아 가슴 쪽으로 당긴 뒤 천천히 원래의 자세로 돌아간다. 같은 방법으로 왼쪽 무릎을 실시한다. 이 운동을 반복한다.

— 천장을 보고 누워서 양다리를 위로 올리기.

위를 보고 누워서 양다리를 모으고 손은 몸에 가까운 바닥에 놓는다. 양다리에 힘을 주어 바닥에서 들어올려 발끝이 머리를 넘어서 바닥에 닿을 때까지 굽혔다가 천천히 원래의 자세로 돌아온다. 이 운동을 반복한다.

이런 운동을 계속해서 실시하면 나온 배가 들어가 날씬해지며, 그와 동시에 복부와 등 근육이 강화되어 어떠한 움직임에도 대응할 수 있는 유연하고 힘이 있는 몸이 만들어진다. 그래서 여러 가지 형태의 섹스도 자유자재로, 섹스의 즐거움이 배가될 것임에 틀림없다.

하체의 혈액순환을 좋게 하는 안쪽 허벅지 운동

발기중추가 있는 선수를 비롯한 고환과 페니스, 음회부 등의 허리 밑부분, 즉 하반신의 혈액순환이 나빠지면 섹스에 관여하고 있는 중요한 부위들의 혈액순환도 나빠져 발기부전 등과 같은 섹스 장애 증상이 나타나게 된다.

안쪽 허벅지 운동에는 선 자세에서 하는 것, 앉은 자세에서 하는 것, 누운 자세에서 하는 것이 있다.

① 선 자세에서 안쪽 허벅지 운동을 한다.

— 양다리를 벌리고 서서 쭈그리고 앉기.

양다리를 크게 벌리고 발끝을 바깥쪽을 향하게 하고, 똑바로 선 자세에서 엉덩이를 뒤로 쭉 빼며 쭈그리고 앉았다가 다시 일어서는 운동을 반복한다.

② 앉은 자세에서 안쪽 허벅지 강화운동을 한다.

— 앉은 자세에서 양다리 벌리기.

바닥에 앉아 양다리를 모아 앞으로 뻗는다. 다음 양다리를 벌렸다가 천천히 원래의 자세로 돌아오는 운동을 반복한다.

— 앉은 자세에서 허벅지 벌리기.

바닥에 앉아 양 발바닥을 마주보게 붙이고 무릎을 양쪽으로 벌려 바닥에 붙인다. 양손으로 양쪽 발목을 잡고 뒤꿈치를 몸 쪽으로 끌어당겼다가 원래의 자세로 되돌리는 운동을 반복한다.

— 뒤꿈치를 들고 쪼그려 앉은 자세에서 안쪽 허벅지 벌리기.

뒤꿈치를 들고 쪼그려 앉은 자세에서 안쪽 허벅지를 좌우로 벌렸다가 원래 자세로 돌아오는 운동을 반복한다.

③ 누운 자세에서 안쪽 허벅지 강화운동을 한다.

— 천장을 보고 누운 자세에서 양다리를 벌렸다가 교차시키기.

위를 보고 누워 양다리를 모으고 오른쪽 다리를 왼쪽 다리 위로 교차시켰다가 원래 자세로 되돌리고 다음에는 반대로 왼쪽 다리를 오른쪽 다리 위로 교차시키는 운동을 반복한다.

— 천장을 보고 누워 무릎을 굽혀 안쪽 허벅지 벌리기.

위를 보고 누워 양 허벅지가 가슴 위로 오도록 굽혀서 양손으로 무릎 아래쪽을 잡아 무릎을 양쪽으로 벌렸다가 원래의 자세로 되돌아오는 운동을 반복한다.

— 천장을 보고 누워 안쪽 허벅지 벌리기.

위를 보고 누워 양다리를 붙인 뒤, 양 무릎을 손이 닿는 위치까지 올려 양손으로 무릎을 좌우로 벌리는 운동을 반복한다.

— 천장을 보고 누워 양다리를 높이 올려 좌우로 펼치기.

다리를 벽에 대고 위로 올린 채 위쪽을 보고 누워서 좌우로 벌렸다가 천천히 원래의 자세로 되돌아가는 운동을 반복한다.

이상의 운동을 자신의 체력에 맞춰서 적당하게 실시하면 하체의 혈액순환이 좋아져 스트레스가 해소되고 하반신에 힘이 붙는 것을 실감할 수 있을 것이다.

성감을 키워주는 둔부 끌어올리기 운동

엉덩이 근육을 단련하여 이를 자유자재로 이용할 수 있게 되면 남성은 사정을 조절하여 성교 시간을 오래 지속시킬 수 있다. 그리고 여성은 질을 죄거나 푸는 것을 자유자재로 할 수 있어 남녀 모두 섹스에서 더욱 커다란 즐거움을 얻게 된다.

둔부 운동을 알기 쉽게 설명하자면 괄약근에 힘을 주어 항문을 닫는 것처럼 하는 운동이다.

예를 들어 전철 안에서 손잡이를 잡고 발끝으로 서서 조금만 의식한다면 간단하게 항문을 닫아줄 수 있다. 자리에 앉았을 때도 배를 앞으로 내미는 꼴사나운 자세가 아니라 엉덩이를 뒤로 밀고 항문을 조여주듯이 하여 앉으면 자세도 좋아지고 정력도 향상되는 일석이조의 효과를 얻을 수 있게 된다.

전철 속이 아니더라도 엘리베이터를 기다리는 동안, 사무실에서의 휴식시간, 그리고 집에 있을 때도 생각날 때마다 꼭 항문 닫기 운동을 실천해주도록 한다.

① 똑바로 선 자세에서 둔부를 오므린다.

뒤꿈치를 붙이고 서서 엉덩이에 힘을 주고 둔부에 골이 생기도록 강하게 오므려 페니스를 앞쪽으로 내민 다음 가능한 한 힘을 뺀다. 이 동작을 반복한다.

② 양다리를 모으고 앉아 둔부를 오므린다.

바닥에 앉아 양다리를 모아서 앞으로 뻗는다. 몸을 뒤로 약간 젖힌 자세로 손바닥을 양쪽에 짚고 둔부를 강하게 오므렸다가 가능한 한 힘을 뺀다. 이 운동을 반복한다.

③ 천장을 보고 누워서, 혹은 엎드려서 둔부를 오므린다.

다리를 쭉 뻗고 위를 보고 누워서, 혹은 엎드려서 ②와 같은 운동을 반복한다.

특히 여성들은 이 운동에서 둔부를 오므릴 때 양쪽 허벅지도 함께 오므려준다. 거기에다 의식적으로 질의 근육을 수축시키도록 노력한다면 질의 수축과 이완을 자유자재로 할 수가 있게 되어 한층 더 강렬한 오르가슴을 맛볼 수 있게 된다. 남성의 성감도 높여주어 사랑받는 여성이 될 것이다.

심장과 폐를 튼튼하게 한다

섹스를 충분히 즐기기 위해서는 근육을 강인하게 단련하는 것뿐만 아니라 심장과 폐도 튼튼하게 해두지 않으면 안 된다.

예를 들어서 섹스할 때의 맥박수를 보면, 평소에는 1분에 70회 전후였던 것이 흥분을 하게 되면 120회 정도가 되며, 오르가슴을 느낄 때면 때로는 1분에 180회까지 올라간다.

일상생활에서는 생각할 수 없을 정도의 높은 맥박수를 기록하기 때문에 그에 따라서 심장도 초고속으로 일하지 않으면 안 되는 것이다.

특히 여성의 경우에는 한 번의 성교 중에 여러 번 오르가슴에 도달한다고 한다면, 그때마다 그 여성의 심장은 1분에 170, 혹은

180회라는 믿을 수 없는 속도로 움직이게 되는 것이다.

위와 같은 맥박수는 가장 격렬할 운동을 할 때나 볼 수 있는 수치로, 그 어떤 코치라도 평소에 훈련되지 않은 선수에게 갑자기 그런 격렬한 운동을 강요하는 일은 없을 것이다.

하지만 섹스에서는 평소에 그다지 단련을 하지 않았던 두 사람이 느닷없이 많은 훈련을 쌓은 프로 선수들과 같은 운동을 하여 심장에 급격한 부담을 주는 것이다. 생각해보면 참으로 무시무시한 일이라고도 할 수 있겠다.

이처럼 심장이 평소의 두 배 이상으로 활동하게 되면 그에 맞춰서 산소를 보급해야만 하기 때문에 폐와 횡격막의 운동량도 크게 증가하게 된다.

참고로 한 번의 섹스에서 소비되는 체력은 보통 100m를 전력 질주 했을 때 소비하는 에너지양과 비슷하다고 한다. 평소에 근육을 단련하여 100m를 전력질주해도 아무렇지도 않을 정도로 몸을 단련해두기만 하면 심장과 폐도 더불어 그 정도를 견딜 수 있을 만큼 강하게 된다.

그런 의미에서 평소에 가능한 한 걸어다니고, 걸을 수 있으면 뛰고, 뛸 수 있으면 달리도록 신경 쓰는 일이 중요하다.

만약 평생 현역으로 섹스를 즐기기를 바란다면 최소한 하루에 30분, 위에 설명했던 여러 가지 체조를 자신에 맞게 구성하여 매일 계속해서 실천하기를 권한다.

하루에 30분 섹스체조를 한다

나는 아파트 5층에 살면서 외출할 때를 제외하고는 대부분의 시간을 작업실 책상에 앉아서 워드프로세스를 두드리는 극히 불건전한 생활을 하고 있다.

물론, 일을 하는 도중에 틈틈이 양손을 위로 올려 상체를 뒤로 젖히는 스트레칭을 하거나 발 밑에 놓아둔 마사지기에 발을 올려놓고 마사지를 하거나, 1층에 있는 우편함까지 갔다오는 등의 행동을 하고는 있지만, 그것도 조금 피곤할 때에는 엘리베이터를 이용하기 때문에 누가 뭐래도 틀림없는 운동 부족이다.

하지만 운동복으로 갈아입고 조깅을 하러 나가기도 귀찮아서 그렇게 하고 싶은 마음이 들지도 않는다.

그래서 나는 매일 실내에서 하루 30분간의 섹스체조를 실행하고 있다.

① 우선, 알몸으로 커다란 전신거울 앞에 서서 손발을 가볍게 움직여 준비운동을 한다. 알몸으로 하는 것은 몸을 움직였을 때 어느 부위의 근육이 작용을 하는지를 보기 위해서이다. 약 2분.

② 다리를 올리고 양손을 흔들면서 제자리뛰기를 2천 보 실시한다. 약 12분.

③ 심호흡 대신 고환 마사지를 오른손으로 100회, 왼손으로 100회. 아이의 머리를 쓰다듬듯 부드럽게 문지르며 약 2분.

④ 양다리를 조금 벌리고 똑바로 서서 허리운동을, 훌라후프를 돌리는 듯한 기분으로 오른쪽으로 백 번, 왼쪽으로 백 번, 전후운동 백 번. 고환과 페니스가 기쁘다는 듯이 덜렁덜렁 흔들리기를 약 3분.

⑤ 양다리를 조금 벌리고 똑바로 선 채로 제자리에서 점프 200번, 고환과 페니스가 씩씩하게 위아래도 춤추는 모습을 바라보면서 약 2분.

⑥ 심호흡 대신 왼손으로 고환을 문지르고 오른손으로 페니스를 마사지하여 발기시킨다. 발기하면 왼손으로 페니스를 쥐고 오른손 손가락과 손바닥을 사용하여 귀두와 귀두관부를 마사지한다. 약3분.

⑦ 양다리를 조금 벌리고 똑바로 서서 상체를 앞으로 굽혀서 양손을 바닥에 댔다가 상체를 뒤로 젖혀서 복근 강화운동을 실시한다. 약2분.

⑧ 천장을 보고 누워서 양 무릎을 세우고 양손은 몸 옆에 붙인 뒤, 허리의 상하운동을 5백회. 약 2분.

⑨ 마지막으로 가볍게 전신운동을 약 2분.

이 체조를 하는데 대략 약 30분이 걸린다. 땀을 흘린 뒤에는 목욕을 하며 목욕의 마지막에는 샤워기를 사용하여 냉수로 고환을 약 3분간 식혀주는 금냉법을 실시한다.

나는 이 외에도 침대 속에서 아침, 저녁으로 고환 마시지를 3백회, 이와 함께 페니스가 발기할 때까지 마사지를 해주며, 허리의 회전운동과 전후운동을 병행해서 하는 등, 운동을 매일 일과처럼 하고 있다. 그러면 섹스의 강화와 함께 내게 꼭 알맞은 하루 운동량이 된다.

좀처럼 몸을 움직일 기회가 생기지 않거나, 적당한 운동을 찾지 못한다면 위의 내용을 참고하기 바란다.

또 나는 매주 일요일이면 지역 사람들과 함께 초등학교 체육관을 빌려서 아버지·어머니 배구를 즐기고 있다.

벌써 30년 가까이 활동을 해온 모임으로 처음 시작했을 때는 전원 30대였는데 지금은 남녀 모두 50~60대가 되었다. 조금 나이는 먹었지만 매주 몸을 움직이고 있는 덕분에 운동신경도 그다지 둔해지지 않았으며, 또 건강하게 몸을 움직이고 있다.

약 두 시간 정도, 네트터치와 홀딩이 난무하는 화기애애한 우리들만의 배구이지만 특별히 시합을 목적으로 하는 것도 아니니 중장년들의 스포츠란 이런 모습이 오히려 바람직하다고 생각하면서 배구를 즐기고 있다.

하루 종일 몸을 움직이지 않아서 몸의 근육이 줄어들면 그것을 회복하는 데는 그보다 몇 배의 시간이 더 걸린다고 한다. 중요한 것은 매일 조금씩이라도 몸을 움직이는 습관을 들여야 한다는 것이다.

자신에게 맞는 스포츠를 즐긴다

스포츠는 TV를 통해서 보는 것이 전부이고, "이미 나이를 먹어서 몸이 움직이질 않아"라고 말할 생각이라면 섹스에 강해지고 싶다는 생각은 아예 하지도 말아야 한다.

스포츠 중에는 젊은이들이나 즐길 수 있는 것들이 있다. 따라서 무엇이든 좋으니 스포츠를 즐기라고 말하는 것이 아니다.

스포츠 중에는 나이 먹은 사람도 즐길 수 있는 것들이 있으니 자신의 연령과 체력에 맞춰서 찾아보면 있을 것이다.

어느 학자에 의하면 평소에 운동을 하지 않는 사람이라도 일주일에 한 번, 한 시간 정도 땀을 흠뻑 흘릴 정도로 운동을 하면 그것만으로도 일주일 분의 운동량을 충분히 보충할 수 있다고 한다. 매일 운동을 할 수 없으면 토요일이나 일요일에 일주일 분을 한꺼번에 하는 것도 하나의 방법이 될 것이다.

수영이나 달리기라면 60대부터라도 시작할 수 있다. 등산이나 테니스라면 70~80대가 되어서도 계속할 수가 있다.

또 내가 시작하기를 잘했다고 생각하고 있는 것 중의 하나가 40대 후반부터 시작한 테니스이다. 시작하게 된 계기는 아내가 구민회관에서 실시한 테니스 강습회에 참가했다가 함께 참가했던 사람들과 함께 모임을 만들게 되었고, 나도 그 모임에 들어가면서부터 시작하게 되었다.

테니스는 정구와는 달리 라켓의 중심에 맞추기만 하면 공이 잘 날아가며, 요즘에는 라켓의 중심 범위가 넓어졌기 때문에 아마추어라도 요령만 습득한다면 충분히 테니스를 즐길 수 있기 때문이다.

젊은 사람들처럼 공을 빠르게 칠 필요가 없다. 단지 정확하게 앞으로 공을 날릴 수만 있다면 그것만으로 게임을 즐길 수 있다. 더욱 흥미로운 것은 푸른 하늘 밑, 짧은 치마 차림의 젊은 아가씨들의 탱탱한 허벅지를 감상할 수 있으니 이보다 더 좋은 것도 없을 것이다.

최근에는 지역 단위 스포츠나 생활체육이 활발하게 진행되고 있으니 구청 등에 문의하면 여러 가지 모임이 있을 것이고, 그 중에서 자신에게 맞는 모임을 찾아낼 수 있을 것이다.

골프를 치러 필드로 나가는 것도 좋지만 지역에서 스포츠를 즐긴다면 그렇게 많은 돈이 들지도 않고, 운동이 끝난 뒤에 함께 한 잔하기도 하고, 이야기를 나누기도 하면서 새로운 친구와 휴일을 즐기는 것도 상당히 즐거운 일이 아닐 수가 없다.

처음에는 여기저기 아프고 쑤셔서 고생을 하지만 몸을 조금 자유롭게 움직일 수 있게 되면 스포츠란 역시 상쾌한 것이며 "나도 아직은 몸을 움직일 수 있다"는 자신감이 생겨나게 된다. 그것이 섹스에 대한 자신감으로 연결되어 밤의 스포츠에서도 더욱 힘을 발휘할 수 있게 될 것이다.

단골의사를 정해둔다

섹스의 근본은 기력, 체력, 건강에 있다. 남자나 여자 모두 건강하기만 하다면 특별한 일을 하지 않아도 80대까지, 즉 평생 현역으로 섹스를 즐길 수 있는 법이다.

건강은 평소의 마음가짐에서 오는 것이다. 몸을 움직이는 것도 좋고 스포츠를 즐기는 것도 좋지만 시간이 있을 때는 자신의 손으로 여기저기 피부를 마사지해주어야 한다.

마사지를 해주면 전신의 혈액순환이 좋아져 모든 체세포에 영양과 산소가 공급되기 때문에 건강한 몸이 된다.

치아를 소중하게 관리하는 것도 매우 중요한 일이다. "건강한 노인은 건강한 치아를 가지고 있다" 라는 말이 있다. 치아는 단순히 음식물을 씹기 위해서만 존재하는 것이 아니라 음식물을 씹음으로 해서 뇌의 활동을 활발하게 해주고, 그렇게 해서 치매를 예방해주기도 한다.

또한 윗니와 아랫니의 맞물림이 좋지 않으면 일류 스포츠 선수가 될 수 없다는 말이 있듯이 이는 인간의 운동능력에도 영향을 미친다. 이의 맞물림이 좋지 못하면 중요한 순간에 이를 악물고 힘을 최대한으로 발휘할 수가 없다.

이는 섹스를 할 때도 마찬가지로 결정적인 순간에 집중력을 발휘하지 못하게 되는 것이다.

치아를 건강하게 유지하기 위해서는, 치아가 건강할 때부터 이를 악물어야 할 필요가 있을 정도로 딱딱한 음식을 먹는 게 좋다. 칼슘을 적극적으로 섭취함과 동시에 적당한 운동을 하고, 식후와 잠들기 전에 정성스레 칫솔질을 해야 한다.

다음으로 마음에 걸리는 것은 현대인들이 너무나도 약과 건강 기구에 의존하고 있다는 점이다. 발기부전 치료약 비아그라가 그 대표적인 것인데, 자양강장용 드링크제 등도 너무 마시는 경향이 있다.

어떻게 해서든 떨어진 정력을 회복하고 싶다는 마음에서 드링크제 등에 의존하는 심정을 전혀 모르는 바는 아니지만 약의 효과는 어디까지나 일시적인 것으로 그것이 자신의 힘이 아니라는 것은 아주 명백한 사실이다.

그리고 섹스를 할 때마다 드링크제나 비아그라의 힘을 빌려야만 한다면 이는 너무나도 서글픈 이야기가 아닐까 싶다.

건강기구도 이와 마찬가지이다.

인간에게는 원래 자연치유력이 있어서 조그만 병은 스스로의 힘으로 자연 치유하도록 되어 있다. 그것을 과학적인 기계에 의존하게 되면 원래 갖춰져 있던 치유력조차 점점 그 기능을 잃게 되어 결국에는 기계의 힘을 빌지 않으면 안 되는 몸이 되어버리고 만다.

오랜 동안 제대로 돌보지도 않고 세대로 된 영양도 섭취해주지 않았던 몸. 그 몸을 건강하게 만들기 위해서는 어느 정도의 시간이 걸리는 것은 어쩔 수 없다. 그래도 역시 참된 의미에서의 건강한 몸을 만들어 자신의 힘을 바탕으로, 평생 현역으로 섹스를 즐기는 일보다 더 나은 일은 없을 것이다.

건강 유지를 위해서는 최소 1년에 한 번 정도는 종합 건강진단을 받아야 하며, 그와 함께 마음이 잘 맞아서 건강에 대한 것은 물론 섹스에 대한 것까지도 상담할 수 있는 절친한 주치의가 한 명 있어야 한다.

가까운 곳에 살고 있는 친한 의사라도 상관없다. 중고등학교의 동창생이어도 상관없다. 회사 의무실의 의사여도 상관없다. 찾아보면 의외로 쉽게 마음이 맞는 의사를 발견할 수 있을 것이다.

'약은 약사에게, 진료는 의사에게'라는 말이 있다. 비전문가가 쓸데없는 걱정을 하기보다는 우선 전문가와 상담하여 병을 사전에 예방하여 건강하고 멋진 일생을 보내야 한다.

제5장

베테랑을 위한
슈퍼 테크닉

중장년만의 접촉방법

체력, 정력이 모두 왕성한 젊은 시절의 격렬한 섹스도 좋지만, 베테랑의 경지에 이른 중장년들이 맛보는 섹스도 그에 못지 않게 즐거운 것이다.

생각해보면 젊은 시절의 남자는 쌓이고 쌓인 정액을 방출해내는 일에만 열중하기 때문에 상대 여성의 만족 같은 것은 생각할 여유가 없다고 해도 과언이 아니다. 하지만 젊은 남성에게는 한 번 사정을 해도 곧바로 기력을 회복할 만큼의 정력이 있지만 중장년이 되면 그런 힘을 잃게 되기 때문에 한 번, 한 번의 섹스를 소중하게 여길 필요가 있는 것이다.

다행스럽게도 중장년이 되면 사정에 이르기까지의 시간도 자연히 길어지게 되며 경험도 어느 정도 쌓였기 때문에 섹스에 대한 초조함이 없어져서 여유 있게 섹스에 임할 수 있게 된다.

중장년의 섹스는 맛있는 음식을 둘이서 천천히 음미하는 것과 같다. 가만히 들여다보면 남자의 성기나 여자의 성기 모두 신께서 참으로 절묘하게 만들었다고 감탄할 정도이다.

예를 들어서 페니스의 경우, 귀두부는 페니스가 발기를 해도 그 부분만은 부드러움을 잃지 않기 때문에, 삽입할 때 질의 입구에 상처를 주는 일이 없으며, 또한 귀두관은 질 속에서의 마찰을 크게 하기 위해서 줄기 부분보다 더욱 두껍게 만들어져 있다.

여성의 성기도, 제 아무리 커다란 페니스에 대해서도 순응할 수 있도록 만들어진 질의 신축성, 페니스를 맞아들이기 위해서 분비하는 애액(愛液), 그리고 페니스와의 마찰감각을 높이기 위한 질 속의 주름 등 신께서 만드신 이 절묘한 조형에는 그저 감탄만이 나올 뿐이다.

나는 오랜 세월 동안, 여성의 성기를 대신할 만한 여러 가지 것들을 시험해 보았는데 안타깝게도 실물을 능가할 만한 것은 결국 발견해내질 못했다.

신께서 부여한 성기란 이렇게도 멋진 것이다. 그 성질을 좀더 밝혀내고 이를 좀더 활용하여 혈기왕성한 젊은 시절에는 맛보지 못했던 중장년만의 섬세하고 깊이 있는 섹스를 크게 즐겨주길 바란다.

제 아무리 맛있는 음식이라 할지라도 매일 같은 방법으로 먹는다면 결국에는 질려버리고 만다. 때로는 같은 재료라 할지라도 요리 방법을 바꾸거나 양념을 달리하여 변화를 줄 필요가 있다.

옛날부터 전해져 내려오는 비법을 포함하여, 중장년이기에 맛볼 수 있는 섹스의 슈퍼 테크닉을 소개해보겠다. 이것을 참고로 해서 방법을 바꾸고 재료를 바꿔서 평소 한 가지 방법으로만 해왔기에 자칫 싫증이 나기 쉬운 섹스에 신선함을 더해주었으면 하는 바람이다.

칭찬에 능숙한 사람이 섹스에도 능숙하다

남자와 여자의 관계는 마음의 접촉에서부터 시작된다고 해도 과언은 아니다. 따라서 접근법이 좋지 못한 남자는 영원히 여성과의 인연이 생기지 않을지도 모르는 일이다.

인간은 칭찬받는 것을 좋아하는 동물이다. 그 중에서도 특히 여성들은 언제나 자신에게 시선이 집중되고, 자신이 화제의 중심이 되는 것을 좋아하며, 언제라도 최고의 기분을 맛보고 싶다고 생각하는 동물이다. 여성과 사이좋게 지내기 위해서는 그야말로 무릎을 꿇는 심정으로 그 여성을 그 자리의 여왕처럼 떠받들어줄 필요가 있는 것이다.

예를 들어서 술집에서, 옆자리에 마음에 드는 여자가 앉아 있다면 주지하지 말고 그 여성을 '아름답다', '예쁘다'라고 칭찬을 해주어야 한다. '아름답다', '귀엽다'는 말을 듣고 싫어할 여성은 단 한 명도 없기 때문이다.

다만 자타가 공인하는 미인에게는 '예쁘다'는 말을 해도 늘 모두에게서 들어오던 말이기 때문에 그다지 관심을 끌 수가 없기 때문에 그런 경우에는 조금 달리 생각을 해볼 필요가 있을 것이다.

똑같이 '예쁘다'는 말을 하는 경우라도 '피부가 곱고 예쁘다'고 말하면 '앗! 이 사람은 좀 다른걸'이라며 받아들이는 입장도 조금 달라지게 된다.

"머릿결이 참 고운데?"라고 말하는 남자는 있을지 몰라도 "머리 한 올, 한 올에 윤기가 흘러서 정말 세련돼 보이는데. 여자의 매력은 역시 머리카락에 있어. 이렇게 아름답게 유지하려면 손이 많이 가겠지?"라고 말하는 남자는 드물 것이다.

인간은 열심히 노력하는 모습을 인정해주고 그것을 칭찬해주는 상대에게 친밀감을 느끼게 되는 법이다.

이따금 머리 모양을 바꾸고, 새 옷을 입었는데도 아무도 알아주지 않고 모두들 모르는 척하는 경우가 있다. 그럴 때 "어, 머리 모양이 바뀌었는걸" "옷 좋은데. 잘 어울려"라는 말을 들으면 그것만으로도 그 남자에게 호감을 갖게 된다. 바로 그 순간에 적절하게 "어때, 좀더 멋진 곳으로 옮겨서 한잔 더 할까?"라고 말한다면 그것으로 연애가 시작되는 것이다.

다음에는 철저하게 칭찬을 해서 여왕으로 만들어주어 기분을 띄워주면, 그 기분 그대로 침대 속에서도 황홀한 꿈을 꾸고 싶다고 생각하게 되어 다음에 올 유혹을 기다리는 것이다.

여성은 침대 속에서도 좋은 기분을 간직하고 싶어하는 법이다. 따라서 상대를 배려할 줄 모르는 남자와는 함께 침대에 들고 싶어 하지 않는다.

자신에게 관심을 가지고 있으며 매순간 최고의 기분을 느끼게 한다. 여성들은 그렇게 칭찬에 능숙한 사람과 함께 침대에 들고 싶어하는 법이다.

여성을 칭찬한다는 것은 의외로 신경이 쓰이며, 쑥스럽고 또한 젊은 남성에게 있어서는 용기가 필요한 일이어서 좀처럼 생각한 대로 잘 해낼 수 있는 일은 아니다.

그렇기 때문에 경험 많은 중장년 남성들에게 유리한 것이다. 무 조건 부딪혀 여러 가지로 칭찬을 하여 여성들의 기분을 띄워놓기 까지는 그다지 노력을 필요로 하지 않는다. 이렇게 세상의 여성들 에게 최고의 기분을 맛보게 하여 자신의 아름다움을 더욱 갈고 닦게 하도록 해주는 것도 좋은 일이다.

여성과 가까워지기 위해서는 체력과 인내심과 약간의 뻔뻔스 러움과 적당한 성실함이 필요한데 다행스럽게도 그런 모든 점들 을 갖추고 있는 것이 중장년 남성들이라고 생각한다.

속삭임에 능숙한 사람이 섹스에도 능숙하나

여성은 속삭임에 약하다. 갑자기 끌어안으면 "어머!" 하며 도

망쳐 버리고, 테이블을 가운데 놓고 마주앉아 있으면 아무리 시간이 흘러도 결론이 나질 않는다.

그럴 때 베테랑은 "방을 조금 어둡게 할게" 라고 말하며 방안의 조명을 적절하게 조절하여 여성의 마음을 편안하게 해준다. 그리고 음악을 틀어 분위기를 만든 다음, 창가로 걸어가 "저것 좀 봐. 야경이 아주 멋진걸"이라는 말로 여성을 옆으로 불러들여 그녀가 창 밖을 보며 "어머, 정말 멋지다" 라고 말하는 순간 뒤쪽에서 가만히 끌어안고 귀에다 "사랑해"라고 속삭이며 얼굴을 돌려 입술을 맞춘다. 여기까지 왔다면 모든 것은 이미 끝난 것이나 다름없다.

속삭임은 입으로만 하는 것이 아니다. 여성에게 있어서는 적절한 조명, 잔잔한 음악도 모두 마음을 편하게 해주는 속삭임으로 들리는 것이다.

침대 속에서의 속삭임은 더욱 중요하다. "아름답군"을 시작으로 '좋은 냄새', '어깨선이 아주 예뻐', '가슴이 보기 좋아. 좀 만져봐도 돼?' 등등 칭찬의 말을 속삭이며 어깨를 만져주고 가슴을 만져줄 때마다 여성은 황홀경에 빠져들게 되어 다음에 올 행동에 대해서 더욱 큰 기대를 품게 되는 것이다.

그리고 드디어 삽입 작업에 들어가서도 속삭임 전술은 계속되어야 한다.

"자, 넣을게" 라고 말하며 페니스의 끝부분을 질 입구에 대고, 단번에 삽입하는 것이 아니라 조금씩 움직여가면서 페니스와 질을 서로에게 익숙하게 한 뒤, 여성의 몸에서 힘이 빠져나가고 질구 부근이 충분하게 젖은 것을 확인한 난 다음 조금 전진한다. 귀두관부까지 삽입을 한 시점에서 그녀가 "헉" 하는 반응을 보이면 잠시 시간을 둔 뒤 가만히 입맞춤을 하고 그녀의 귀에 대고 이름을 속삭인다.

여기까지 왔다면 모든 것이 순조롭게 진행될 것이지만 그래도 속삭임 전술은 계속된다.

피스톤운동을 반복하면서 "좋아, 너무 좋아" 라고 속삭이면 이는 실로 효과 만점이다. 어떤 여성이라 할지라도 자신의 성기가 어떻게 평가를 받고 있는지 내심 궁금해한다.

사실은 어떤지 물어보고 싶을 정도이지만 그렇게 할 수 상황에서 적절한 때에 "좋아, 너무 좋아" 라는 말을 듣는다는 것은 매우 기쁜 일로 안도감과 함께 "내 성기에 그가 만족해하고 있다" 라는 자부심이 생겨난다.

그러면서 긴장감이 풀어지고 질의 반응도 갑자기 민감해져서 애액이 한껏 분비되기 때문에 남자에게 있어서는 세상에서 둘도 없는 사랑스러운 여성으로 변신하게 되는 것이다.

참고로, 남성 중에는 자신감이 없기 때문에 "어때? 좋아?", "좋지?" 라며 한참 진행중에 멍청한 질문을 하는 사람이 있다. 이것은 여성늘에게는 분위기를 깨는 한마디로, 이보다 더 어리석은 말이 없다는 사실을 알아두어야 할 것이다.

모든 것이 끝난 후에 "좋았어. 고마워" 라고 속삭이며 눈꺼풀

위에 가볍게 입맞춤을 한다면 이도 여성들이 매우 기뻐할 만한 일이다. 그리고 "이렇게 다정한 사람과라면 다음에도 또 하고 싶어"라는 생각을 갖게 하는 것이다.

속삭임은 침대 속에서 여성을 귀여운 악녀로 변신시키는 마술과도 같다. 부끄러움 때문인지 아무런 말도 없이 작업에만 열중하는 남성들이 많다고 한다. 참으로 안타까운 일이다.

접촉에 능숙한 사람이 섹스에도 능숙하다

여체는 손길이 닿아야만 비로소 꽃을 피운다.

여성에게 있어서 몸에 걸치고 있는 속옷과 옷은 몸의 일부이다. 그것을 남자 앞에서 벗는다는 것은 매우 부끄러운 일이며 또한 다음에 벌어질 일에 대한 기대감이 높아진다는 것을 실감하는 소중한 시간이다. 그런 만큼 남자들은 옷을 벗기는 행위 역시 애무라고 생각하고 더욱 부드럽고 더욱 분위기 있게 옷을 벗길 필요가 있다.

블라우스의 단추를 푸를 때는 머리카락을 애무하면서 한 손으로 풀어간다. 브래지어를 벗길 때는 가볍게 입맞춤을 하면서… 이런 식으로 옷과 속옷을 벗길 때는 무조건 벗기는 것이 아니라 끊임없이 여성의 몸의 일부를 애무하면서 벗겨나가야 여성에게 저항감을 주지 않고 옷을 벗겨나갈 수가 있는 것이다.

삽입에 이르기까지도 가슴을 애무하고 입맞춤을 하면서 가만히 일을 진전시켜 나가야 저항감이 없어진다.

좋아하는 사람과 있을 때면 여성은 온몸이 성감대가 되어버린다. 때로는 한곳을 집중적으로 애무하는 방법도 나쁠 것은 없지만, 하늘이 내린 성감대를 지닌 여자와 접촉을 하는 것이니 이왕이면 이곳저곳 그녀가 민감하게 느끼는 곳을 동시에 애무해서 상대를 극락의 경지에 이르도록 인도해주어야 한다.

애무를 잘하는 사람이 섹스에도 능숙하다

섹스에 있어서 서로를 핥는다는 것은 가장 원시적인 애무방법이다. 하지만 그와 동시에 최고의 친밀감과 사랑을 표현하는 행위이기도 하다.

특히 전희에 있어서 핥는다는 것은 애무와 함께 중요한 행위가된다.

여성의 성기나 남성의 성기를 입으로 애무한다는 것은 일반적으로 누구나 경험하게 되는 행위이지만 특히 여성에 대해서 성기뿐만 아니라 전신을 핥아주면 그 효과가 아주 크다.

여성은 좋아하는 남성과 있을 때는 온몸이 성감대가 된다. 따라서 머리끝부터 발끝까지 그 어디를 만져도, 그 어디를 핥아도 민감하게 쾌감을 느끼게 되기 때문이다.

입맞춤을 한 다음에는 귀와 그 주변, 목덜미에도 혓바닥을 가져다 대자. 턱에도, 목에도, 잔털이 난 부분에도, 그리고 머리카락에도….

가슴과 젖꼭지는 물론 중점적으로, 겨드랑이 아래쪽, 옆구리, 배꼽 주위와 하복부. 평소에는 간지럽기만 하거나 별다른 느낌을 받지 못하던 곳이라 할지라도 섹스를 할 때면 강력한 성감대로 변해버리니 여체란 참으로 신비한 것이다.

어깨를 핥고, 양팔로부터 손바닥, 손가락까지. 손가락을 핥는 행위는 구강성교를 연상시키기 때문에 상당한 쾌감을 주는 듯하다. 등은 척추의 골을 따라서 혓바닥 끝으로 핥아내려가면 효과적이다.

손가락을 사용한 애무도 마찬가지지만, 입술과 혓바닥을 사용한 애무도 살갗에 달 듯 말 듯한 미묘한 감각으로, 마치 잔머리를 쓰다듬는 것과 같은 느낌으로 쓰다듬거나 핥는 것이 상대에게 가장 커다란 쾌감을 줄 수 있는 최고의 테크닉이다.

기본적으로 엉덩이는 그다지 민감하게 느끼는 부분은 아니지만, 항문은 성감대이다. 또한 엉덩이의 갈라진 부분에서부터 혓바닥이 여성의 성기 쪽으로 옮겨가는 것이 아니라 갑자기 발가락 쪽으로 옮겨가 한껏 달아오른 여심을 더욱 초조하게 만드는 것도 베테랑다운 테크닉이라고 할 수 있다.

발은 발가락 끝까지 핥는다. 여성은 생각지도 못했던 사태에 놀람과 동시에 이런 데까지 핥아주다니 하며 감탄하게 된다.

발가락에서부터 천천히 위로 올라가 혓바닥이 허벅지의 안쪽에 도착할 때쯤이면 여성은 이미 도취 상태에 빠져 있기 때문에 가랑이 사이를 크게 벌려도 저항하지 못한다.

드디어 여성의 중심부로 들어간다.

여성의 성기에 대한 애무는 핥는 것뿐만 아니라 빨고, 들이마시고, 찌르고, 씹는 등의 다섯 가지를 병행하기 바란다. 그 중에서 포인트가 되는 곳은 음모, 클리토리스, 질전정, 대음순, 질구, 회음부 등의 여섯 군데이다.

처음부터 클리토리스를 자극하는 방법도 있지만 그곳은 순서에 따라서 천천히 진행해 나가기를 바란다.

음모로 뒤덮여 있는 부분을 입술로 핥아 가볍게 배어나온 땀 냄새를 맛보면서 음모를 입에 물어보고, 이로 씹어보고, 가볍게 당겨보기도 하면서 그 까칠까칠한 감촉을 즐기고, 그대로 입술을 밑으로 이동시켜 클리토리스를 한동안 핥은 다음 질정전과 대음순 등 성기 주변을 핥은 다음 질구로 이동, 애액으로 촉촉하게 젖어 있는 질구를 혀끝으로 정성스레 핥은 다음 혀끝을 질구 속으로 밀어넣어 반죽을 하듯이 혓바닥을 움직인다.

성기에서 항문에 이르는 회음부도 민감하게 느끼는 부분이니 그곳도 애무해준다.

마지막으로는 다시 한 번 앞으로 돌아와 여성의 가장 민감한 부분인 클리토리스를 애무해준다.

우선은 겉의 피부를 입에 물고 입술을 떨듯이 애무를 한 뒤, 가만히 입 안으로 빨아들인다. 다음으로 겉의 피부를 벗겨내고 입에 물기도 하고, 혀끝을 딱딱하게 만들어서 톡톡 찔러보기도 하고, 전후좌우로 가만히 흔들어 자극을 주면 여성은 더 이상 참지 못하고 절정감을 맛보게 된다.

이때 효과적인 방법은 혓바닥으로 클리토리스를 핥으면서 손가락을 질구에 삽입시켜 재빠르게 피스톤운동을 해주는 복합적인 자극 방법이다.

발가락 끝에서 항문까지, 전신을 빈틈없이 핥아주면 여성은 남성의 열의를 느끼고 더욱 친밀감을 느끼게 되어 진심으로 몸을 열기 때문에 자신도 쾌감의 심연에 빠져들게 된다. 그리고 다음에 있을 삽입 행위에 대한 기대감으로 더욱 부풀어오르며, 남성에게 있어서도 그날 밤, 세상에서 가장 사랑스러운 여성으로 느껴지게 될 것이다.

질구 만유술(膣口漫遊術)

젊었을 때의 섹스는 넘쳐나는 성욕과 남아도는 에너지를 배출하기 위한 육욕의 충돌이라고 할 수 있다. 하지만 중장년 이후의 섹스는 살아 있다는 사실에 대한 기쁨을 느끼는 중에 행해지는 위안과 놀이라는 요소가 더욱 커다란 비중을 차지하는 것이 아닐까 생각한다.

이왕 섹스를 하는 것이니 사정에 의한 쾌감을 포기하기가 힘들다는 것도 틀림없는 사실이지만, 중년이 되면 섹스를 할 때마다 매번 사정을 해야만 될 정도로 정자와 정액의 생산이 활발한 것도 아니다. 사정에 의한 쾌감이라면 오히려 자위행위를 하는 편이 더 큰 쾌감을 느낄 수도 있기 때문이다.

또한 미지의 여성을 정복하는 데서 느끼는 남성들의 본능적인 기쁨과 성적으로 미숙한 여성을 자신의 손으로 길러낸다는 데서 얻어지는 기쁨이 없는 것도 아니지만, 나는 그보다는 자신의 페니스나 성적인 테크닉에 따라서 상대 여성의 육체가 변화하고, 마음과 표정이 변해가는 과정과 절정감을 맛보고 만족하는 모습을 지켜보는 것에서 섹스의 기쁨과 즐거움을 느끼고 있다. 그렇기 때문에 섹스를 좀더 여유롭게 맛보고 싶다는 바람을 가지고 있다.

예를 들어 성인용 비디오를 보면 전희를 거쳐서 삽입에 이르자마자 허리를 격렬하게 사용하기 시작하여 시간이 지날수록 그 움직임은 더욱 격렬해져 가기만 하는데, 중장년이 되어 그렇게 격렬하게 허리를 움직일 수 없다는 억울함에서 하는 말이 아니다.

다만 절정에 달한 순간이라면 몰라도 처음부터 마지막까지 그렇게 격렬하게만 움직인다면 여성은 그저 숨만 찰 뿐 그다지 달콤한 쾌감은 느끼지 못할 것이라는 생각이다.

특히 처음 삽입을 할 때는 페니스의 끝부분을 질구에 대고 가만히 움직이기만 할 뿐 깊이 삽입하지 않고 질이 젖어 있는 상태를 봐가면서 페니스를 받아들일 수 있는 상태가 될 때까지 기다리는 것이 좋다.

그렇게 작은 자극을 받음으로써 질 입구의 안쪽에 정맥혈이 흘러들어 그것이 부풀어오르는 플랫폼 현상이라는 것이 일어나는데, 그로 인해서 질구가 좁아져서 삽입할 때 페니스는 더욱 커다란 쾌감을 느낄 수 있게 된다.

이렇게 해서 질구가 더욱 촉촉해지고 질벽에 플랫폼 현상이 일어났을 때가 바로 삽입하기에 가장 좋은 순간이다. 이때도 단번에 깊숙이 찔러넣는 것이 아니라 우선은 귀두 부분만을 삽입하고 거기서 페니스와 질이 아무런 문제없이 섞인 것을 확인하는 입맞춤을 나누면서, 한동안 그 기쁨에 잠겨보는 것이 좋다.

그렇게 함으로써 페니스와 질이 친밀함을 느끼게 되고 애액이 더욱 분비되어 그후의 움직임이 더욱 원활해지기 때문이다.

여성의 성기 중에서 가장 민감한 부분은 클리토리스이며, 그 다음으로 민감한 곳은 G스폿과 질구 부근 1~2cm에 해당하는 부분이다.

G스폿에 대해서는 뒤에서 얘기하기로 하고, 질구 부근에는 말초신경과 감각신경이 집중되어 있어서 이곳은 매우 민감하게 느끼는 부분이기 때문에 처음 움직임으로는 귀두관부의 부풀어오른 부분을 활용하여 전후로 작게 움직이고, 회전운동을 이용하여 질구 부근을 따라 돌려주는 것이 가장 좋다.

평소 페니스가 갑자기 깊숙이 들어오거나, 격렬하게 움직이는 것에만 익숙해져 있던 여성은 질구 부근의 작은 움직임에 특히 달콤한 쾌감을 느끼기 때문에 자신도 모르게 "아, 좋아!"라고 외치게 되며 사람에 따라서는 그 움직임만으로도 금방 정점에 이르는 경우도 있을 정도이다.

질구 부근의 작은 움직임에 완전히 도취되었을 때 단번에 페니스를 질 깊숙한 곳까지 찔러넣으면, 여성은 예상치 못했던 놀라움에 '앗!'하고 소리를 지르며 질 깊은 곳에서 느껴지는 귀두의 힘찬 감촉과 페니스의 뿌리 부분까지 완전히 물려 있다는 감격에 전신이 떨려오는 것을 느끼며 한동안 무아지경에 빠져들게 된다. 그때 남자는 한동안 움직이지 않고 가만히 있는 것이 중요하다. 얼마간 시간이 지난 뒤에 천천히 다음 움직임으로 옮겨가야 한다.

질구 부근의 작은 움직임은 처음 삽입할 때뿐만 아니라 성교 중간 중간에도 잠깐 쉬는 듯한 기분으로 행해주기를 바란다. 섹스에서 오는 기쁨을 더욱 크게 만들기 위해서는 단조로운 피스톤운동뿐만 아니라 거기에 완급을 적절히 가미하여 움직임에 변화를 주어 복합적인 동작이 되도록 하는 것이 매우 효과적이다.

약입강출술(弱入强出術)

일본에는 옛날 중국에서 건너온 것을 바탕으로 한 수많은 성애술(性愛術)이 존재하는데 시대의 권력자와 상류계급으로부터 일반 서민에 이르기까지, 그것들을 참고로 섹스를 배워서 즐거움을 누려왔다.

그 중에 약입강출이라는 기술이 있다.

페니스를 질에 삽입할 경우 전진운동에 의해서 이를 행하는 것은 매우 당연한 일이지만 문제는 그 다음에 행해지는 후퇴운동에 있다.

성교에서의 기본적인 운동은 전후로 움직이는 피스톤운동인데 그 움직임을 할 때 대부분의 남성은 전후 모두 같은 리듬에 맞춰서 일정한 움직임으로 일관할 것이다.

하지만 그런 움직임으로는 남성 성기가 가지고 있는 구조상의 기능을 충분히 활용할 수 없을 것이다.

기본적으로 성교에서 남녀가 얻는 쾌감은 성기의 마찰에 의해서 발생하는 것인데 남성의 성기를 사용한 마찰운동 중에서 여성에게 가장 강렬한 자극을 주는 것은 귀두관부에 의해서 행해지는 마찰자극이다.

페니스의 형태에는 여러 가지가 있는데, 귀두관부가 줄기 부분에 비해서 유난히 큰 것에서부터 거의 차이가 없는 것에 이르기까지 참으로 다양하다. 일반적으로 귀두가 노출된 페니스라면 귀두관부가 줄기보다 다소 커다랗게 부풀어 있는 것이 많으며 그 크기의 차이가 피스톤운동을 할 때 질부에 걸려서 강렬한 자극을 주는 것이고 바로 거기서 쾌감이 생겨나게 되는 것이다.

따라서 이러한 페니스의 구조상, 성교시 전후 피스톤운동을 할 때 여성에게 강렬한 자극을 주는 것은 들어갈 때가 아니라 오히려 나올 때라는 사실을 알아야 한다.

성교시의 쾌감을 더욱 높이기 위해서는 성교운동의 리듬과 템포에 완급을 주어야 한다. 그저 단조롭게 보이기만 하는 피스톤운동도 속도의 완급을 조절하면 여성의 성감을 더욱 높일 수가 있다. 그 움직임에 의식적으로 약입강출술을 도입한다면 여성의 성감이 한층 더 높아져 지금까지는 경험하지 못했던 몸이 뒤틀리는 듯한 쾌감을 얻게 된다. 동시에 파트너에 대한 존경심과 감사의 마음도 더욱 깊어질 것이다.

이 사실을 통해서 알 수 있는 것은, 여성에게 있어서 멋진 페니스란 귀두관부의 크기와 줄기의 크기에 큰 차이가 있는 페니스이다. 일반적으로 남성들이 생각하는 단순히 크기만 한 페니스와는 조금 거리가 있다는 사실이다.

알려진 바와 같이 여성의 질 입구 부근은 괄약근 훈련을 함으로써 그 수축 강도를 자유자재로 조절할 수가 있으며, 질 자체는 그 어떤 커다란 페니스라도 대응할 수 있을 만한 신축성을 가지고 있다. 그렇기에 페니스의 크기는 문제가 되지 않는 법이다.

그렇다면 여성에게 보다 커다란 쾌감을 안겨줄 수 있는 것은 페니스의 크기가 아니라 그것의 사용방법, 즉 테크닉이라고 할 수 있다.

예를 들어서 질구 부근에시 진후운동을 할 때, 남성이 손가락으로 귀두 포피를 젖혀서 귀두가 완전히 노출, 팽창된 상태에서 이 운동을 행한다면 여성에게 더욱 커다란 쾌감을 줄 수 있다. 또한 남성도 귀두관부가 질구에 걸리게 되어 틀림없이 신선한 쾌감을 맛보게 될 것이다.

이런 점들을 생각해 본다면, 남성들은 페니스의 크기를 문제삼기 이전에 성에 대한 기술을 습득, 연마하는 것이 무엇보다도 중요하다. 작은 고추가 맵다는 것은 바로 이를 두고 하는 말이다.

구천일심술(九淺一深術)

성교운동의 리듬과 템포에 대해서는 옛날부터 여러 가지 방법들이 전해져 내려오고 있다.

예를 들어서 성교의 초기단계에 효과적인 느린 템포의 '3천1심'법을 비롯하여 '5천8심', '7천9심', '9천3심', '5천6심', '8천6심', '9천5심', '7천8심', '9천1심' 등이 바로 그것이다.

이들은 모두 페니스를 질에 삽입하는 방법을 나타낸 것들인데 솔직히 말해서 이렇게 많은 방법들이 있다면 그 중에서 어떤 것이 가장 효과적인 방법인지를 판단할 수가 없어지게 된다.

단지 남성들 중에는 뭐니뭐니해도 깊이 삽입하는 것이 가장 좋다고 착각하고 있는 사람들이 있는 것 같은데, "여성을 기쁘게 하는 일, 결코 깊이 들어가는 것에 있지 않다" 라는 말이 있다.

또한 "너무 얕으면 여인이 기쁨을 느끼지 못하고, 너무 깊으면 남녀에게 독이 되는 경우가 많다"고 옛사람이 기록한 대로 삽입의 깊이에는 미묘한 감각이 필요하며 또한 그것이 중요하다는 사실을 알 수 있다.

어쨌든 이들 가르침을 통해서 알 수 있는 사실은 성교의 운동에 있어서 단조로운 운동은 성감을 얻는데 크게 도움되지 않는다는 사실이다.

사람들에게는 각자 자신에게 익숙한 리듬과 템포가 있게 마련이다. 부부 사이에는 둘만이 알 수 있는 성교와 성교운동의 리듬과 템포가 있으며, 그 리듬과 템포에 맞춰서 섹스를 하면 두 사람이 함께 정점에 달하는 경우가 많아지는, 그런 것들을 말하는 것이다.

또한 여성 중에는 자위행위를 통해서 얻은 리듬과 템포가 섹스에서의 그것과 일치하지 않아서 섹스를 통해서는 좀처럼 절정에 달하지 못하는 여성들이 많다. 또 재혼한 여성이 전 남편과 새로운 남편의 성교법이 달라서 역시 좀처럼 절정에 이르지 못하는 경우도 있다.

따라서 처음으로 관계를 맺는 여성과의 섹스에서는 특히 자기만 좋으면 그만이라는 일방적인 움직임을 자제하고 여러 가지 움직임을 시험해보아 어떤 움직임이 그 여성의 성감을 가장 자극하는가를 알아낼 필요가 있다. 이것은 단지 움직임만의 문제가 아니라 어떤 부위가 가장 민감한지를 발견히기 위해서노 중요한 요소이다.

부부간의 성교에 있어서도 친숙한 리듬과 템포로 아내가 절정감을 맛본다면 달리 문제될 것은 없지만, 여성 중에는 실제로는 그다지 좋지도 않으면서 남편에 대한 배려로 오르가슴을 느끼는 시늉을 하는 사람들도 많다. 그러니 남성들은 자신의 만족에만 취해 있지 말고 이 문제의 실태에 대해서 확실하게 인식할 필요가 있는 것이다.

또한 부부간에도 제 아무리 동시에 정점에 달하는 리듬과 템포라 하더라도 언제나 같은 패턴으로만 섹스를 하면 언젠가는 질리게 마련이다.

그래서 형식적인 섹스가 되고, 또 섹스와 멀어지게 되는 원인이 될 수도 있으니 그럴 때는 체위에 대한 변화와 연구를 해보는 게 좋다.

동시에 '3천1심'도 좋고 '9천1심'도 좋으니 어쨌든 지금까지 경험해보지 못했던 움직임을 시험해보며 신선한 자극을 얻어보는 것도 그런 형식적인 섹스를 깨뜨리는데 도움이 될 것이다.

그리고 얕은 삽입에서는 귀두관부에 신경을 집중시켜 그 부풀어오른 부분을 활용하여 질 입구를 자극하고, 깊은 삽입에서는 페니스의 끝부분이 자궁을 찌를 정도로 강하고 빠르게 전진시키고, 완전히 삽입시킨 페니스의 뿌리 부분으로는 클리토리스를 압박, 마찰하면 여성은 신선한 자극에 놀라서 곧 절정에 이르게 된다. 이렇게 하면 부부 모두가 새로운 쾌감의 발견에 기뻐하며 감동을 느끼게 될 것이다.

변환자재술(變幻自在術)

젊었을 때처럼 남아도는 정력을 발산하는 것이 가장 큰 목적인 섹스와는 달리 중장년의 섹스는 서로가 여유를 갖고 위로하면서 즐기는 것을 가장 큰 목적으로 삼아야 할 것이다. 그리고 섹스를 더욱 즐기기 위한 여러 가지 방법들을 시도해보는 것도 또다른 즐거움이 될 수 있다.

예를 들어서 평소 주로 하던 전후 피스톤운동에 더하여 질벽의 좌우를 페니스의 끝부분으로 번갈아가며 더듬어보는 것도 새로운 자극이 되어준다.

원래 질벽 그 자체는 그다지 민감한 부분이 아닌데 페니스를 좌우대각선으로 찔러넣으면 페니스의 줄기 부분에 의해서 질구가 일그러진 형태로 마찰을 받기 때문에 여성은 신선한 자극을 느끼게 된다.

좌우 찌르기를 시험해 보았다면 이번에는 상하 나눠서 찌르기를 시험해 보는 것도 재미있을 것이다.

흔히 남성 상위라고 일컬어지는 체위에서 남성이 여성의 밑에서부터 위쪽으로 찔러 올리는 것처럼 행하는 피스톤운동은 비교적 많은 남성이 이미 경험했을 것이다. 이는 특히 처녀와 성교를 할 때 처녀막을 파열하는 것이 목적인 경우에 유효한 방법이라고 알려져 있다.

그리고 일반적으로 이 밑에서부터 위쪽으로 찔러올리는 움직임은 질 내에서 가장 민감한 부분이라고 일컬어지는 G스폿을 자극하기에 가장 적당한 움직임이라고 할 수 있다.

G스폿은 그라펜베르크라는 독일의 의사가 발견한 것으로 그의 머릿글자를 따서 명명한, 질 내 최대 성감대를 말한다.

이 G스폿은 질구에서 2~3㎝ 정도 안으로 들어간 질벽 위쪽에 위치하고 있으며 이곳을 찔리면 여성은 오르가슴을 느끼거나 사람에 따라서는 애액의 분출이 일어난다고 알려졌을 정도로 민감한 곳이다. 남자가 허리를 낮춰서 행하면 간단하게 할 수 있는 움직임이므로 꼭 시험해보길 바란다.

또 페니스로는 조금 힘들다는 사람들은 중지나 검지를 이용하여 애무해주길 바란다. 손가락에 조금 깔깔하게 느껴지는 부분이 바로 G스폿이다.

페니스를 질구의 위쪽에서 밑쪽으로 전진시키는 움직임은 조금 갑갑하고 제대로 하지 않으면 페니스가 질구에서 빠져버리는 경우가 있는데 깊이 삽입한 상태에서 상체를 조금 앞으로 밀어올리면 페니스의 뿌리 부분이 클리토리스를 압박하는 자세가 되고 작은 움직임으로 그곳을 비비듯 해주면 여성은 적당한 압박감과 마찰에 의해서 강렬한 자극을 받게 된다.

이상은 모두 페니스의 전·후진운동이었으며, 허리를 원운동시키며 행하는 페니스의 교반법(攪伴法) 또한 새로운 자극이 있어서 좋다.

특히 질구 부근을 페니스의 끝부분으로 더듬듯이 원운동을 하면 여성은 간지러운 것 같기도 하고 답답한 것 같기도 한, 뭐라 표현할 수 없는 기분을 느끼게 된다. 페니스를 질의 얕은 곳에 삽입시킨 뒤, 질구 주변을 젓듯이 빙글빙글 돌려줄 때 페니스의 앞부분이 클리토리스에 닿기라도 한다면 참을 수 없는 기분을 느끼게 된다고 한다.

이 원운동, 교반법은 오히려 여성들이 즐겨 쓰는 방법이기도 하다. 흔히 말하는 여성상위 체위에서 조금 허리를 위로하여 들어올린 남성 성기를 중심으로 허리를 사용하여 여성 성기로 원을 그리듯이 회전시키는 방법이다.

처음에는 페니스가 빠지거나 허리가 생각처럼 움직이지 않아 제대로 되지 않는 듯하지만 점점 익숙해지면 자기 마음대로 자극을 주고 싶은 부분에 자극을 주고 강도도 조절할 수 있게 되기 때문에 베테랑 여성들에게 있어서 여성상위는 매우 적절한 체위라고 할 수 있다.

단지 제 아무리 베테랑이라 할지라도 스스로 "내가 위로 올라갈게" 라고 말하기는 조금 부끄러운 일인 듯하니 남성들은 그 점을 알아두고 자연스럽게 여성상위의 형태가 되도록 잘 인도하는 것도 여성을 위한 배려라고 생각한다.

또한 이 여성상위의 자세에서 행하는 교반운동은 그 축이 되는 페니스가 힘차게 서 있어야만 하므로 그런 의미에서라도 평소에 잘 손질하고 단련하여 페니스를 건강하게 해둘 필요가 있다.

자궁자극술(子宮刺戟術)

질 깊숙한 안쪽 자궁과 이어지는 부위인 자궁질부를 페니스의 끝부분으로 누르거나 비벼주는 것도 여성에게는 기분이 좋은 움직임이다. 특히 절정에 이르기 위한 최후의 한방으로 이곳을 공격당하면 그 쾌감이 몇 배 증가한다고 말하는 여성들도 많다.

페니스를 깊이 삽입했을 때 끝부분에 딱딱한 감촉이 느껴지는 부분이 있는데 그곳이 바로 자궁질부이다.

일반적으로 질의 길이는 발기했을 때의 페니스의 길이보다 조금 짧다고 알려져 있다. 그러니 페니스가 자궁질부에 닿지 않는 경우는 거의 없으며 단지 그 느낌에 강도의 차이가 있을 뿐이다.

질과 페니스의 길이에도 각각 개인차가 있고 때로는 남녀의 차이에 의해서 정상위 같은 체위로는 닿지 않는 경우가 있을지도 모르겠다. 이 문제도 적당한 체위로 바꿈으로써 쉽게 해결할 수 있으니 페니스의 길이에 대해서는 너무 심각하게 고민할 필요가 없다.

자궁질부의 자극에는 압박자극과 교반자극이 효과적이다.

압박자극에는, 페니스를 깊이 삽입시키고 그 여세를 몰아 더욱 깊이 찔러서 압박하는 방법과 자궁질부에 닿은 시점에서 피스톤 운동을 중지하고 그 멈춘 곳에서 허리를 앞뒤로 조금씩 움직여서 압박하는 방법 등이 있다. 둘 중 어느 쪽을 사용해야 할지, 혹은 두 개를 병행하여 사용해야 할지에 대해서는 여성의 반응을 봐가면서 결정하면 된다.

한편, 자궁질부에 대한 교반자극은 남성이 주체가 되어서는 좀 처럼 행하기 어려운 동작이다. 오히려 여성이 리드하는 '여성상위'가 적당한 체위이다. 이 '여성상위'에서는 페니스를 극도로 깊은 곳까지 삽입할 수 있으며 여성의 움직임이 탄력적이고 자유롭기 때문에 전후운동과 교반운동 모두 마음대로 할 수가 있다.

페니스의 길이가 질의 길이에 비해서 현저히 긴 경우에는 너무 강하게 자극하지 않도록 하는 것이 중요하다. 여성이 아무리 자궁질부에 대한 자극을 좋아한다 하더라도 결코 무리를 해서는 안 된다.

반대로 페니스가 짧고 질이 긴 경우에는 어떤 체위를 취해야 자궁질부를 자극할 수 있을지, 몇 가지 예를 들어보겠다.

앞에서 말한 '여성상위'나 '굴곡위(屈曲位)' 등이 그 예이다. 남성은 앉고 여성이 앞을 마주보고 그 위에 걸터앉는 '여과위(女跨位)'나 여성의 허리에 베개를 넣어 성기의 위치를 높이는 '여앙위(女仰位)'도 페니스가 질 깊숙한 곳을 찌르는 듯한 느낌을 주는 것으로 권할 만하다.

또 체위뿐만 아니라 성교시 남녀 상호의 움직임을 잘 이용해도 자궁질부를 쉽게 자극할 수가 있다.

예를 들어서 남성의 직신운동에 대한 여성의 움직임으로는,

① 남자가 전진할 때 여자는 후퇴, 여자가 전진할 때 남자는 후퇴하는 '조병식(釣甁式)'

② 남자가 운동을 멈추면 그 대신 여자가 움직이는 '교체식(交替式)'

③ 남녀가 함께 전진하고 함께 후퇴하는 '충돌식(衝突式)'

이와 같은 세 가지 방법이 일반적으로 행해지는데, 이 중에서 자궁질부에 가장 쉽게 접촉할 수 있는 것은 세 번째 '충돌식'이다. 즉 남녀가 동시에 전진함으로써 여성의 질 깊숙한 곳이 페니스의 끝부분에 더욱 가깝게 접근하기 때문이다.

이 자궁질부에 대한 자극은 성교 중간 중간에 행해주는 것이 가장 효과적이지만, 여성에 따라서는 절정에 도달하는 그 마지막 순간에 질 깊숙한 곳을 페니스가 찌르면 강한 자극을 받음과 동시에 페니스 전체를 질로 감싸안아 완전히 자기 것으로 만들었다는 기쁨으로 극도의 쾌감에 빠지는 사람도 있다고 한다.

남자로서 그렇게까지 도취하는 여성들의 모습을 지켜보는 것 또한 커다란 즐거움이라고 할 수 있으니 꼭 시험해보기 바란다.

빼지 않는 기술

'빼지 않는 기술'이라고 해서 세상에서 흔히 말하는 '빼지 않고 몇 번' 등과 같이 사정 후, 페니스를 빼지 않고 질 속에 넣은 채로 계속해서 몇 번을 했는가 하는 남자들이 자랑삼아 얘기하는 그것을 말하는 것이 아니다.

페니스를 질 속에 넣은 채라는 말 자체는 똑같지만 여기서 말하는 것은 여성이 만족을 느꼈거나, 남성이 사정을 마친 후에도 바로 페니스를 빼지 않고 한동안 질 속에 넣은 채로 그 상태를 유지하는 것을 말한다.

남성에게는 잘 이해가 가지 않는 부분이지만, 여성 중에는 어렸을 때부터 아버지나 남자 형제들의 페니스를 보고 "나는 왜 페니스가 없는 걸까? 페니스가 없으니 여자는 남자보다 열등하다" 라는 생각을 품게 되어 그것이 페니스 소유욕이 되거나 페니스 콤플렉스가 되어버린 여성들도 많다고 한다. 그것은 "페니스를 갖고 싶다"는 욕망이 되어 섹스할 때도 나타난다고 한다.

예를 들어서 남자는 페니스를 여성의 성기에 삽입함으로써 여성을 정복한 듯한 기분을 느끼기도 하는데 여성의 입장에서 보자면 반대로 페니스를 질로 잡은 듯한 느낌이 들고 거기서 일종의 만족감을 얻게 되는 것이다.

또 대부분의 여성들이 '신장위(伸長位)'라는 체위로 마지막을 맞기를 바라는 것은 이 체위를 취하면 남자의 페니스를 완전히 포박한 듯한 형태가 되어 마치 페니스가 자신의 몸으로 옮겨온 듯한 착각에 빠져들게 되어 마음이 놓이고 또 만족감을 느끼게 되기 때문이다.

그러니 남자들은 사정한 후에 바로 페니스를 질에서 빼지 않고 한동안 삽입한 상태로 두는 것만으로도 사랑하는 여자가 그런 기분을 조금이라도 느낄 수 있도록 배려하는 것이다. 여성이 "됐어요"라고 말할 때까지 그 상태를 유지해주기 바란다.

하지만 남성의 페니스는 사정이 끝나면 급속히 오그라들어 그대로 둔다면 질에서 자연히 빠져버리기 때문에 남성도 의식적으로 항문에 힘을 주는 등의 방법으로 페니스의 축소를 조금이라도 늦추려고 노력해주고, '신장위' 이외의 체위로 끝을 맞았을 때에는 사정이 끝난 후라도 '신장위'로 체위를 바꾸도록 여성을 인도하는 것도 애정표현이 될 것이다.

여성이 양다리를 힘껏 모으는 이 '신장위'는 여성의 페니스 소유욕을 만족시켜줄 뿐만 아니라 남녀 모두에게 여러 가지 이점이 있는 체위이다.

예를 들어서, 남성의 페니스가 가는 경우나 출산 직후 질이 이완되어 있어 일시적으로 조금 느슨한 경우라도 이 체위라면 질이 완전하게 페니스를 포박해주기 때문에 남녀 모두에게 만족감을 줄 수가 있다.

또 페니스의 발기가 충분하지 않을 때라 할지라도 삽입한 페니스가 질에서 미끄러져 빠질 염려가 없기 때문에 안심할 수가 있다. 그리고 사정 후의 페니스가 질에 의해서 강하게 조여지기 때문에, 여성도 오랫동안 질구와 질 내부가 자극을 받고 그와 동시에 클리토리스도 페니스의 전면부와 강한 마찰을 하게 되기 때문에 만족도가 더욱 높아지게 된다.

단지 주의해야 할 것은 남성상위의 경우, 사정 후 몸에 힘이 빠졌다고 해서 몸의 모든 체중을 여성 위에 실어서는 안 된다는 점이다. 여성이 한창 도취에 빠져 있는데 체중으로 내리누른다면 숨이 막혀서 그 기분을 맛볼 수 없게 된다.

남자는 섹스에 있어서도 이래저래 참아야 할 것들이 많은데 사랑하는 여성을 더욱 행복하게 해주는 일이라고 생각한다면 그다지 고통스러운 일은 아닐 것이다. 최후의 순간까지 배려를 하자. 남자의 진정한 가치란 바로 그 다정함 속에 있는 것이 아닐까 생각한다.

형식적인 부부관계를 깨뜨리기

나이가 들어감에 따라서 정력이 약해지는 것은 어쩔 수 없는 일이지만, 그것에 박차를 가하듯 특히 부부간이나 오래 사귀어온 남녀 사이가 형식적이고 매너리즘에 빠져 권태감을 느끼게 되고 그로 인해서 결국 섹스로부터도 멀어지게 된다는 것은 참으로 안타까운 일이 아닐 수가 없다.

하지만 형식적인 관계를 잘 관찰해보면 비단 섹스만이 형식적인 것이 아니라 일상적인 부부생활 자체가 형식화되어 있는 경우가 많다는 사실을 알게 될 것이다.

인간의 오감은 잘 알지 못하는 환경에 놓이게 되거나 어떤 일을 처음 경험할 때는 상당히 민감해지는데, 서로에 대해서 모든 것을 다 알고 있는 남녀가 언제나 같은 패턴으로 생활을 하고, 늘 해오던 전희와 성교방법만으로 섹스를 한다면 자극을 받을 수가 없어서 관심이 멀어지게 되는 것도 어쩌면 당연한 일이라고 할 수 있을 것이다.

어떻게 해서든 옛날과 같은, 젊었을 때와 같은 자극적인 섹스를 다시 한번 부활시켜야겠다고 생각하고 있다면 우선은 형식적이된 일상생활을 깨뜨릴 방법을 찾아야 한다. 그러기 위해서는 가끔 둘이서 영화를 보러 가거나 외식을 하고 집으로 돌아오는 길에 러브호텔에 들르는 것도 좋은 방법이다. 때로는 에로틱한 속옷이나 야한 란제리를 사서 아내에게 창부처럼 행동하도록 하는 것도 서로에게 자극이 될 수 있다.

또 부부 둘만 사는 경우라면 휴일 하루를 두 사람 모두 실오라기 하나 걸치지 않은 알몸으로 지내보는 것도 좋을 것이며, 별장을 빌려서 하루 종일 알몸으로 생활해 보는 것도 야성적이어서 즐거울 것이다.

알몸에 앞치마만을 두른 여성의 모습은 노소를 막론하고 모든 남자들이 동경하는 모습이다. 부엌에 서 있는 여성을 뒤에서부터 범해보고 싶다는 욕망은 욕망 그대로 놓아두지 말고 실행에 옮겨볼 것이며, 화장실의 변기에 걸터앉아 '좌위(座位)' 체위를 실행해 보는 것도 신선함을 줄 수 있을 것이다.

환경을 바꿔서 지금까지는 해보지 않았던 행위를 하게 되면 감각이 다시 예민해져서 쾌감도 커지고 섹스에 대한 흥미도 다시 부활하게 되는 법이다.

산에 올라 잠깐 옆길로 빠져 사람들의 눈길이 닿지 않는 곳에서 대담하게 야외 섹스를 해보는 것도 자극적이어서 좋다. 마음이 잘 맞는 부부끼리 여행을 떠나 함께 목욕을 하거나 방을 두 개 빌려서 서로가 섹스하는 모습을 상대에게 보여주는 것도 누구나 어느 정도는 가지고 있는 노출증이나 관음증을 자극하여 흥분을 느끼게 하기 때문에 효과적이다.

두 사람이 합의만 할 수 있다면 사디즘이나 마조히즘적인 놀이를 하는 것도 나쁘지는 않다. 그룹섹스나 부부교환 등과 같은 것도 자극적이어서 부부가 젊음을 되찾는데 도움이 되는 것도 사실인 듯하다.

아직도 갈 길이 먼 인생이다.

일상적인 규칙이나 금기에 얽매이지 말고 서로 자유로운 생각을 바탕으로 여러 가지 방법을 찾아내어 매너리즘을 깨뜨리고, 섹스라는 인생 최고의 지적 게임을 마음껏 즐기기를 바란다.

제6장

정력에 좋은 음식

섹스 능력은 어떤 식사를 하는가에 달려 있다

인간은 모든 에너지를 식사를 통해서 얻는다. 섹스에 소모되는 에너지도 마찬가지이다. 섹스에 강해지고 싶다면 우선 식생활을 개선하여 건강한 몸을 만들어야 한다.

남자들은 중장년이 되어 체력이 떨어지고 정력이 감퇴하기 시작하면 자신도 모르게 즉시 효과를 나타내는 자양강장용 드링크제 등 강장제에 의지하려는 경향이 있다. 그러나 그런 것들의 효력은 언제까지나 일시적인 것으로, 섹스를 할 때마다 그러한 드링크제에 의지한다면 그것은 너무나도 서글픈 일이다.

남자는 건강하기만 하다면 80세가 되어서도 충분히 섹스를 즐길 수 있다. 하물며 당신은 아직도 중장년, 바로 지금 기력·체력·정력을 키워서 섹스를 즐기기를 바라는 마음 간절할 것이다. 그런데 슬슬 떨어지기 시작하는 기력·체력·정력을 되살리고 넘쳐나게 하려면 식생활을 개선하여 식탐과 포식을 버리고 소박한 식생활을 해야 한다.

예를 들어서 기름진 서양식 식단이 아닌 전통 음식이 주가 되도록 식단을 짜서 하루에 30가지 이상을 잘 씹어서 먹되 과식하지 않도록 주의를 한다. 이것을 실행하는 것만으로도 충분히 건강을 되찾을 수 있다.

몸이 건강해지면 섹스를 할 때도 힘이 솟는다. 보다 더 성적으로 강해지고 싶다면 그러한 식사와 함께 정력에 좋은 식품을 매일 즐겨 섭취하도록 신경을 쓴다. 그렇게 하면 금상첨화라고 할 수 있다.

다만, 음식 중에는 먹자마자 바로 효과가 나타나는 그런 음식은 없다. 그리고 먹는다는 행위는 지극히 소박한 작업으로, 매일 여러 가지 음식을 조금씩 먹어야만 그것들이 쌓여서 건강한 몸으로 만들어준다는 사실을 염두에 두어야 한다.

그리고 꾸준히 그런 식사를 하면 반드시 건강해진다는 사실을 믿고 포기하지 말고 계속해서 실행해 주어야 한다.

고유의 음식을 먹는다

동양인들은 서양사람들에 비해서 장이 길며, 또 여러 가지로 신체적인 차이점이 있다. 오랜 역사를 통해서 그러한 우리 민족의 체질에 맞는 식사 체계를 구축해왔다.

그런 식사 체계를 겨우 몇 십 년이라는 짧은 기간 동안에 서양식으로 바꾸려고 들기 때문에 문제점이 발생하여 대장암, 고혈압 등과 같은 병이 늘어나게 되는 것이다.

예를 들어서 대장암.

대장암은 고단백, 고지방, 저식물성 섬유가 원인이 되어 일어는 서구형 질병이다.

최근에는 섭취한 음식물이 대변이 되어 배출되기까지 걸리는 시간이 늘어나서 변비 증세를 보이는 사람들이 늘어가고 있다고 한다.

이것은 육류 중심의 고지방에 식물성 섬유질이 적은 서구형 식사형태가 늘어나면서 변의 근본이 되는 음식물의 섭취량이 줄어든 것이 원인이라고 한다.

변의 양이 적어지면 변을 배설하고 싶다는 충동이 잘 일어나지 않기 때문에 변이 장시간 장 내에 머물러 있게 된다. 그리고 과다 섭취한 지방 같은 것들이 변화하여 생긴 발암물질이 오랜 시간 동안 장내에 머물게 되어 대장암이나 직장암 등을 일으키는 원인이 되는 것이다.

이에 비해서 우리 고유의 음식은 현미를 비롯해 좁쌀, 피, 수수, 메밀 등의 잡곡과 콩, 감자, 야채, 해조류 등이 식물성 심유실을 다량 함유하고 있는 재료가 많이 사용되는데, 그러한 것들이 변의 흐름을 좋게 하고 발암성 유해물질을 몸밖으로 배출해주기 때문에 건강에 도움이 된다.

또한 하나의 요리에 여러 가지 재료를 사용한다는 점도 우리 음식의 우수성을 잘 보여주는 부분이다.

내가 살고 있는 곳에는 미군 기지가 있어서 그곳에 살고 있는 미국인 친구들이 곧잘 저녁식사에 나를 초대해주곤 하는데 그 기지 내에 있는 레스토랑에서 대접받는 음식은 맥주와 쇠고기 스테이크, 스테이크에 딸려 나오는 감자 샐러드와 파슬리 조금, 그리고 빵과 버터 정도이다.

또 그들 집의 정원에서 곧잘 열리는 주말 바비큐 파티의 주역은 커다란 고깃덩어리이며 야채로는 브로콜리와 꽃양배추, 당근이 나오면 잘 나오는 편이고, 마지막으로 그들이 자랑으로 여기는 손수 만든 달디단 케이크가 나오면 그것으로 대부분의 음식이 다 나온 것이다.

초대를 받은 우리들은 양상추나 양배추 같은 야채를 좀더 곁들여서 먹고 싶다고 생각하며 잠깐 쉴 겸 뭔가 간단한 요리가 먹고 싶다는 충동에 사로잡히곤 하지만 그들은 커다란 고기를 몇 덩어리고 물어뜯으며 즐겁게 담소를 나누는데 그런 모습을 볼 때면 인종의 차이를 통감하게 된다.

틀림없이 육류는 영양적으로도 뛰어난 음식이며 우리들도 가끔은 먹고 싶다는 생각을 하기도 하지만, 고기는 맛으로 조금만 먹으면 되니 다른 음식을 서너 가지 정도 더 먹고 싶다고 생각하는 것이 본심이다.

이렇듯 우리가 일상적으로 먹고 있는 우리 음식에는 삶은 음식은 물론 여러 가지 반찬이 함께 나오기 때문에 자신도 모르는 사이에 여러 가지 음식의 영양소를 골고루 섭취하게 되는 바람직한 결과를 가져오게 되는 것이다.

역시 우리나라 사람에게는 우리 음식이다. 육식에 길들여진 젊은이들은 어떨지 모르겠지만 나이든 사람들은 예부터 전해 내려온 우리 음식을 중심으로 식사를 하는 것이 몸에 가장 좋으며, 또 몸에 맞는 음식이기도 하다.

하루에 30가지 이상을 먹는다

하루에 단백질을 몇 g, 비타민과 미네랄을 각각 몇 mg씩 섭취하라는 말은 들어봐야 어차피 무슨 소린지 알지도 못하며, 귀찮아서 실행하기도 힘들다. 하지만 하루에 30가지 이상을 먹으라고 하면 간단명료하고 알기 쉽다. 결과적으로도 많은 종류의 음식을 먹는다면 영양의 치우침이 없는 완전한 식생활을 영위할 수 있기 때문에 가장 효과적인 방법이라고도 말할 수 있다.

그런데 내가 그런 말을 하면 누구나 처음에는 "네? 하루에 30가지? 그렇게 많이는 못 먹어요" 라고 고개를 젓는다. 하지만 예를 들어서 술집에서 생두부를 주문할 때, 그 위에 얹는 양념으로 파, 생강즙, 다진 마늘, 푸른 차조기, 김, 참깨, 뱅어포, 가다랭이 가루,

양하를 조금씩 얹어 달라고 요청하면 두부를 포함해서 그것만으로도 멋들어지게 10가지가 된다. 그런 정도의 양념이라면 대부분의 술집에 갖춰져 있을 것이다.

그리고 닭 백숙을 먹는다면 그 안에는 닭고기, 우엉, 당근, 곤약, 연근, 두부, 콩 등이 들어가기 때문에 8가지. 생두부와 합치면 단번에 18가지가 된다.

술집에서는 이 외에도 간단한 밑반찬이 나오며, 여기에 간단한 회라도 먹는다면 무에 미역, 푸른 차조기, 마 등이 딸려 나오는데 파와 푸른 차조기, 생강, 와사비 등 생두부의 양념과 겹치는 것을 제외하더라도 단번에 25가지 정도는 된다.

이상에서 알 수 있듯이 중요한 것은 어떻게 먹느냐 하는 것이다. 조금만 신경을 써서 먹는다면 하루에 30가지라도 그다지 어려운 일은 아니다. 그리고 특별히 비싼 음식은 단 한 가지도 없으며, 값비싼 사치스러운 음식은 오히려 성인병의 원인이 되는 것들이 많기 때문에 그렇게 비싼 음식이 아니어도 좋으니 값싼 돼지고기를 삶아 야채를 듬뿍 얹어 먹으면 될 일이다.

참고가 될까 싶어서 내가 매일 먹고 있는 음식들을 열거해 보았다. 특별한 것을 먹고 있는 것도 아니며, 특별히 비싼 음식을 먹고 있는 것도 아니다. 매우 평범한 것들을 먹고 있는데 앞서 소개한 생두부처럼 조금만 궁리를 한다면 하루에 60가지나 되는 여러 가지를 먹을 수 있다는 사실을 알 수 있다. 이런 정도라면 누구라도 틀림없이 실행할 수 있는 것들이다.

건강의 기본은 식사에 있다. 하루에 30가지 이상, 편식하지 말고 영양의 균형이 잡힌 식사를 하는 것이 최고이다.

저자의 식사 예 (1)- 60가지

아침(14가지)

○ 오트밀(오트밀, 우유, 꿀, 깨)

○ 식빵(식빵 1개, 마가린, 블루베리 잼)

○ 햄에그(햄, 달걀)

○ 야채 샐러드(양상추, 토마토, 오이, 파슬리)

○ 치즈(치즈 1조각)

○ 맥주효모 10알

점심(30가지)

○ 잡곡밥(백미, 보리, 수수, 좁쌀, 피, 메밀, 배아(胚芽), 아마란스, 율무, 깨)

○ 야채볶음(돼지고기, 배추, 양파, 파, 부추, 표고버섯, 맛버섯, 피망, 콩나물, 당근, 브로콜리, 생강, 마늘)

○ 구운 생선(연어)

○ 된장국(감자, 미역, 파드득나물, 멸치)

○ 요구르트(요구르트, 딸기잼)

○ 매실차(매실, 녹차)

○ 맥주효모 10알

안주(13가지)

○ 생두부(두부, 가다랭이 가루, 푸른 차조기, 파, 구운 김, 뱅어 포, 깨)

○ 양념(유채기름, 가다랭이 가루)

○ 식초에 무친 음식

○ 낫또(낫또, 파, 깨, 미나리, 겨자)

○ 생선회(정어리, 파, 푸른 차조기, 무, 미역)

○ 땅콩

저녁(3가지)

○ 메밀국수(깨, 달걀 노른자, 파, 가다랭이 가루, 메밀)

○ 오트밀(오트밀, 우유, 꿀)

○ 맥주효모 10알

저자의 식사 예 (2)- 58가지

아침(21가지)

○ 잡곡밥(백미, 보리, 수수, 좁쌀, 피, 메밀, 배아(胚芽), 아마란 스, 율무, 깨)

○ 계란 프라이(계란, 부추, 새우)

○ 구운 김(구운 김, 와사비)

○ 생선조림(생선)

○ 된장국(밀기울, 유부, 미역, 오트밀)

○ 매실차(매실, 녹차)

○ 맥주효모 10알

점심-외식(16가지)

○ 우동(중화면, 새우, 오징어, 닭 내장, 돼지고기, 배추, 삶은 버섯, 생강, 마늘, 목이버섯, 당근)

○ 수프(당면, 표고버섯, 완두콩, 깨)

○ 향료

○ 맥주효모 10알

안주(16가지)

○ 데친 두부(두부, 다시마, 가리비, 쑥갓, 버섯, 푸른 차조기, 생강, 산파, 양하, 가다랭이 가루)

○ 생선구이(눈퉁멸, 무)

○ 생선회(전어, 파, 마늘, 생강, 푸른 차조기)

○ 양념(시금치, 깨, 가다랭이 가루, 구운 김)

○ 식초에 무친 음식(뱀장어, 오이, 양하)

저녁(5가지)

○ 잡곡밥/후리카케(깨, 계란 노른자, 참깨, 피, 가다랭이 가투, 구운 김, 백미, 보리, 수수, 좁쌀, 피, 소바쌀, 배아(胚芽), 아마란스, 율무, 깨)

○ 오트밀(오트밀, 우유, 꿀)

○ 요구르트(요구르트, 블루베리잼)

○ 맥주효모 10알

잘 씹어 먹는다

우리가 어렸을 적에는 젓가락을 바르게 쓰는 방법과 함께 음식을 꼭꼭 씹어서 먹을 것을 식사예절로서 배웠다.

젓가락의 사용방법은 음식을 잘 쥐어서 떨어뜨리지 않고 입으로 옮겨가는, 이른바 예절 행위의 일환으로 교육을 받았지만, 왜 음식을 꼭꼭 씹어서 먹어야 하는지 그 이유에 대해서는 배우지 못했던 것 같다.

그렇다면 왜 어렸을 때부터 귀에 못이 박히도록 음식을 잘 씹어 먹으라고 가르쳤던 것일까? 그 이유 중의 하나는 잘 씹음으로 해서 음식이 잘게 끊어지고 분해되어 삼키기 쉬워진다는 점. 또 잘 씹으면 씹을수록 침의 분비량이 늘어 침에 포함되어 있는 소화효소의 작용으로 위나 장에서의 소화흡수에 도움이 된다는 점 등이 가르침 속에 포함되어 있었던 것 같다.

그리고 음식을 잘 씹어야 하는 이유가 그 외에도 여러 가지로 밝혀지게 되었다.

예를 들어서 음식을 잘 씹음으로 해서 턱과 입 주변에 있는 저작근(咀嚼筋)을 통해 뇌로 흐르는 피의 흐름이 좋아지며, 이마 쪽에 위치한 전두엽의 발달이 촉진되어 머리가 좋아진다.

한 유치원의 아이들을 대상으로 한 조사에서도 음식을 꼭꼭 씹어먹어 이와 턱 등에 있는 저작근이 건강하게 발달한 아이들은, 부드러운 음식만을 즐겨 먹으며 음식을 잘 씹어 먹는 습관을 갖지 않은 아이들에 비해서 현저하게 지능지수가 높다는 사실이 밝혀졌다.

또 뇌의 광범위한 부분의 위축, 신경섬유의 다발성 병변에 의해 일어나는 것으로 알려진 알츠하이머병의 환자들도 같은 연배의 건강한 노인들에 비해서 확연하게 이가 좋지 않기 때문에 음식을 씹을 기회가 적다는 보고가 있다.

이처럼 잘 씹는다는 행위가 뇌의 작용과 중대한 관계가 있다는 사실을 추측할 수 있게 한다.

섹스는 뇌로 하는 것이라고 몇 번이고 강조했다. 그 뇌의 젊음을 언제까지고 유지하기 위해서는 음식을 잘 씹어 먹는 일이 중요하다. 또한 잘 씹기 위해서는 건강한 치아를 유지하는 일도 중요하다.

고령화 사회를 맞이하여 보건복지부에서도 '8020' 운동이라고 하여, 80세에 자신의 치아를 20개 유지하자는 운동을 벌이고 있다. 이것은 고령자에게는 씹는 능력이 영양섭취를 위해서도 중요할 뿐만 아니라 튼튼한 치아로 음식을 잘 씹는 일이 뇌와 몸의 건강을 위한 중요한 요소가 되기 때문이다.

이외에도 잘 씹는다는 것은 침에 포함되어 있는 불로장수 호르몬인 파로틴의 분비를 촉진시켜 체세포의 노화를 방지해주기도 하며, 페루옥시타제라는 성분을 분비시켜 병원균을 퇴치시켜주기도 하는 등의 유익한 효과를 가지고 있다.

씹는 것은 한 번에 30회 정도가 적당하다. 씹는 것이 조금 부족하다는 생각이 들면 이 사실을 꼭 염두에 두어야 할 것이다.

나는 책상 위에 볶은 콩을 올려놓고 일에 지쳤을 때는 그것을 10개 정도 꺼내서 아작아작 씹는다. 이렇게 딱딱한 콩을 씹으면 뇌가 자극을 받아 그 활동이 활발해지며, 콩에 포함되어 있는 칼슘이 초조함을 없애주고, 비타민과 레시틴이 뇌의 피로를 덜어주기 때문이다.

맥주나 위스키의 안주로 오징어와 같이 딱딱한 음식을 먹는 것도 좋은 방법이다. 나이를 먹을수록 이와 잇몸이 약해져서 자신도 모르게 딱딱한 음식을 멀리하게 되는데, 그렇게 부드러운 음식만을 먹으면 이와 잇몸이 더욱 약해져서 씹는 능력이 떨어지고 결국에는 뇌마저 쇠퇴하기 때문에 주의를 기울여야 한다.

과식에 주의한다

음식이 건강의 기본이 된다고는 하지만 대부분의 사람들은 운동량에 비해서 조금 과식을 하는 경향이 있다. 그 결과 비만, 고혈압, 당뇨병 등에 걸려서 몸도 섹스도 약해지게 되는 것이다. 비만은 모든 성인병의 원인이 된다.

과식만이 비만의 원인이 되는 것은 아니지만 그 원인의 커다란 요소 중에 하나임에는 틀림이 없다.

과식을 막기 위해서는 음식을 잘 씹어서 천천히 먹어 소화를 잘 시켜야 하며 그와 동시에 뇌 속의 포만감을 느끼는 중추를 자극하여 "이제 배가 부르니 더 이상 먹지 않아도 된다"라는 명령을 섭취중추에 내려 먹는 것을 중단하도록 해야 한다.

인간은 위와 장에서 공복감과 만복감을 느끼는 것이라고 생각하기 쉽지만 사실 식욕은 간뇌의 시상하부라 불리는 곳에 있는 섭취중추(공복중추)와 만복중추에 있는 신경세포의 활동에 의해서 조절되고 있는 것이다.

즉 공복감과 만복감은 위와 장이 아닌 뇌에서 만들어지는 것이다. 섭취중추가 자극을 받으면 공복감이 느껴져서 자동적으로 음식이 먹고 싶어지는 것이며, 그와는 반대로 만복중추가 자극을 받으면 만복감이 느껴져서 먹는 행동이 중지되는 구조로 되어 있다.

원래 인간의 몸은 이 두 가지 중추에 의해서 '섭취 에너지량'과 '소비 에너지량'을 균형있게 유지하도록 되어 있지만 과식이나 불규칙한 식습관이 계속 되다보면 이 균형이 깨져 아무리 먹어도 만복감을 느끼지 못하고 자꾸만 과식을 하게 되는 것이다.

만복중추는 위에 음식물이 들어가거나 위액 분비가 활발해진 뒤 약 20분쯤 후부터 활동을 한다. 음식을 잘 씹지 않고 급하게 먹으면 만복중추가 활동을 하기 이전에 식사가 끝나버리기 때문에 과식을 해버리게 되는 것이다.

비만의 치료법 중에 저작법(詛嚼法)이라는 것이 있는데 "식사를 할 때는 반드시 한 번에 30회 이상 씹자"는 것으로, 이것은 비만에 걸린 사람들의 식사시간이 대체로 짧고, 잘 씹지 않는다는 점을 개선하기 위한 방법이다.

이처럼 음식을 잘 씹는다는 것은 뇌의 발달과 활동에 도움이 될 뿐만 아니라, 과식을 방지하고 성인병을 예방하여 건강하고 정력적인 몸을 만드는 일과도 연결되는 것이다.

그리고 오늘은 조금 과식을 한 것 같다는 느낌이 들 때는 테니스나 야구와 같이 순간적인 에너지를 발산하는 격렬한 운동이 아닌, 체조나 빨리 걷기, 복근, 등 근육 운동 등 천천히 연속적으로 할 수 있는 유산소 운동을 하여 필요 없는 에너지를 그날로 소모해야 한다.

섹스에서는 복부 근육을 중점적으로 사용하게 된다. 과식을 하여 비만이 되면 불필요한 지방이 복부에 쌓여 배가 나오게 되고, 복부 근육이 처지게 된다.

배가 나오면 여자들에게 인기를 끌지 못할 뿐만 아니라, 배 근육이 처지게 되면 허리를 제대로 움직일 수 없게 되고, 스태미너도 떨어지기 때문에 섹스에서 여성을 충분하게 만족시켜 줄 수도 없게 된다.

그리고 이런 약점들 때문에 열등감을 품게 되어 더욱 더 섹스에 약해지니 섹스의 즐거움에서 영영 멀어지게 된다. '조금 더 먹는 것 정도는 괜찮지 않을까' 하고 방심하지 말고 평소부터 과식에는 특히 주의를 기울어야 한다.

염분 과다 섭취에 주의한다

염분을 과다하게 섭취하면 체내에 나트륨이 축적되어 혈압이 높아지며, 고혈압은 뇌졸중이나 심근경색 등과 같은 합병증을 유발하기 쉬워 섹스를 할 때 복상사의 가능성이 높아진다.

또한 이러한 병들에 걸리면 발기부전 치료약인 비아그라도 복용할 수가 없으며, 만약 사용을 한다면 저세상으로 가는 지름길이 될 것이다.

염분, 즉 나트륨은 신경의 자극전달이나 세포외액 유지, 세포내외의 물자교환, 수분조절 등의 작용을 하는, 생명유지에 있어서 없어서는 안 될 필수아미노산이다.

이것이 부족하면 두통이나 현기증이 일어나기도 하며, 탈수증상, 식욕부진 등의 현상이 일어나는데 그렇다고 해서 짠 음식을 계속해서 섭취하여 만성적인 염분 과다섭취가 되면 이것이 고혈압의 원인이 된다.

보통 하루 권장 섭취량은 8g 이하인데 된장이나 절임류와 같은 염분이 많은 음식을 즐겨 섭취하고 있는 우리들은 아무리 주의를 기울여도 염분을 과다 섭취하게 된다.

그래서 중요한 것이 칼륨의 섭취이다. 칼륨은 과다 섭취한 나트륨을 소변과 함께 체외로 배출해주는 역할을 하기 때문이다.

칼륨을 다량 함유하고 있는 식품은 사과나 바나나와 같은 과일류, 감자류, 무와 같은 근채류, 미역과 같은 해조류, 두부로 대표되는 대두제품 등이다.

옛날부터 된장국에 두부와 미역, 무, 얇게 썬 감자 등을 듬뿍 넣었던 것은 이러한 것들에 함유되어 있는 칼륨이 과다하게 섭취한 염분을 체외로 배출시켜 몸의 균형을 유지시켜 준다는 사실을 경험을 통해서 얻은 조상들의 뛰어난 생활의 지혜이다. 과학적으로 밝혀지기 이전부터 그러한 생활의 지혜를 가지고 살아온 조상들의 뛰어남에 다시 한번 놀랄 따름이다.

제철에 나오는 음식을 먹는다

제철에 나오는 음식은 몸에 좋다. 그리고 계절 따라 나오는 강장식을 맛보면서 건강을 되찾는다는 것은 더욱 즐거운 일이다.

재배 기술의 발달로 우리의 식탁에서 계절감이 사라진 지도 상당히 오래 되었다고들 하지만 아직도 우리 주위에는 계절을 만끽할 수 있는 음식들이 헤아릴 수도 없이 많다.

초봄에는 머위가 새순을 내민다.

이 머위순의 쌉쌀함에는 자칫 집에 갇혀 있기 쉬운 겨울 동안에 쌓인 독소와 혈액 속의 노폐물을 체외로 배출하고 정화시켜주는 약효가 있으며, 그 외에도 별꽃, 쑥, 쇠뜨기 등과 같은 야생초와 함께 봄에는 이 쌉쌀함을 약이라 생각하고 그 맛을 즐겨보자.

또 봄에는 달래 등과 같이 남자에게 원기를 주는 산나물도 얼굴을 내미는데 이들도 모두 봄을 대표하는 강장식물로, 날것으로 먹어보기도 하고 삶아 먹어보기도 하여 그 강장 효과를 꼭 시험해보시기를 바란다.

여름에는 열기를 흡수하여 더위를 먹지 않도록 해주는 건강식품들이 등장한다. 그 대표적인 것은 오이, 뱀장어 등이다. 오이류는 열기를 흡수해주며 뱀장어는 풍부한 비타민과 섹스 미네랄인 아연의 효과로 더위를 먹지 않게 해주며 밤에도 힘을 내게 해준다.

히가시이즈(東伊豆) 지방에서 '친다치구사(チン勃ち草, 고추가 일어서는 풀이라는 뜻)'라 부르고 있는 아시타바도 여름이 제철이며, 오키나와(沖繩) 지방의 스태미너 야채인 여지도 한여름이 제철이다. 이들도 요즘에는 유통의 발달로 어디서건 간단하게 손에 넣을 수 있으니 철이 되면 꼭 듬뿍 드시길 바란다.

그리고 결실의 계절 가을이 되면 수많은 버섯들이 등장하며, 강상 효과 만점인 은행, 호두, 참마 등이 등상한다.

'약식동원(藥食同源)'이라는 말은 그야말로 버섯을 위해서 존재하는 말로, 버섯에는 여러 가지 약효성분들이 포함되어 있다. 단백질과 칼슘, 칼륨, 섹스 미네랄인 아연, 비타민D, 비타민B$_2$, 섬유질 등 옛날부터 노인들이 "건강하게 오래 살고 싶다면 버섯을 먹고 차를 마셔라"고 한 말도 이러한 성분들을 보면 수긍이 가는 말이다.

은행은 천 년이 지나도 열매를 맺는다는 은행나무의 강한 생명력 때문에 정력 증강을 위한 묘약이라 불리고 있으며, 그 강장효과도 뛰어나다.

또 머리를 좋게 해주는 레시틴, 뇌와 몸의 노화를 방지해주는 비타민E를 풍부하게 함유하고 있는 호두를 매일 2, 3개씩 먹음으로써 건뇌(健腦), 불로 효과를 기대할 수 있다.

참마의 강장효과는 인간의 정액과 같은 아미노산인 아르기닌에 있다.

기다리던 겨울이 오면 강장식품의 왕자 굴과 자라가 제철을 맞는다. 굴에는 섹스 미네랄인 아연과 셀레늄, 간장의 기능을 강화해주어 피로 회복에 효과적인 타우린이 듬뿍 함유되어 있기 때문에 레몬을 뿌려서 생굴을 먹은 날이면 그야말로 얼른 밤이 와주기만을 기다릴 뿐이다.

자라의 강장효과에 대해서는 새삼스레 이야기할 필요도 없지만, 이것 역시 영양이 가장 풍부하고 맛있는 계절은 겨울이다.

산이나 나무 등과 같은 자연의 변화를 보면서 계절의 변화를 즐기는 것도 좋지만, 각 계절의 별미를 즐기고 향을 즐기는 것도 한번쯤은 해볼 만한 일이다.

균형 잡힌 식사를 한다

건강의 첫걸음은 균형 잡힌 식사를 하는 것이다

일본인의 평균 수명은 남자가 77세, 여자가 84세로 세계에서도 첫손가락 꼽히는 장수국가이지만 한편으로는 서구화된 식생활의 영향으로 고혈압이 주요 원인이 되는 성인병이 증가하여 심각한 문제가 되고 있다.

동물성 지방과 유지류를 다량 섭취함은 물론 설탕과 염분의 과다 섭취, 식물성 섬유의 부족, 인스턴트식품과 냉동식품의 범람으로 인한 비타민과 미네랄의 부족 등 영양의 불균형이 이런 병을 유발하고 있다. 이런 지적과 함께 입으로는 '건강'을 외치고 있지만 현실생활에서는 조금도 개선될 기미가 보이질 않는다.

틀림없이 TV의 건강방송에서 이런저런 것들이 건강에 좋다고 말하면 그날 방송에 등장한 식품은 슈퍼에서 동이 날 정도라고 하지만 그것도 그때뿐, 다음날에는 또 다른 상품이 날개돋힌 듯이 팔려나간다. 그것도 일주일만 지나면 언제 그랬냐는 듯 되돌아보지도 않는 것이 지금의 건강 붐의 실상이다.

건강이라는 것은 어느 한 순간에 어떤 것을 대량으로 먹었다고 해서 좋아지는 것이 아니라 매일 조금씩 여러 가지 음식을 계속해서 먹어야 좋아지는 것이다.

한국요리점에 가서 마늘을 한꺼번에 6쪽이나 구워달라고 부탁하는 것은 일본인밖에 없다고 한국인 친구가 웃으며 말한 적이 있다. 제 아무리 정력에 좋다는 마늘이라 해도 그것을 한 번에 6쪽이나 먹으면 그 어떤 위장도 견디지 못하고 깜짝 놀랄 것임에 틀림없다.

또한 배불리 먹기만 한다면 어떤 것을 먹어도 괜찮다고는 말할 수 없으며, 값비싼 것이 영양이 풍부하며, 맛있는 것이 뛰어난 음식이라고도 말할 수는 없다.

각각의 식품에는 우리 몸에 작용하는 각각의 기능이 있기 때문에 균형이 잡혀 있지 않은 식사는 우리 몸의 기능에 파탄을 가져오게 한다.

생활이 풍요로워지고, 양식기술과 재배기술이 발달하였으며, 유통망이 발달되어 있기 때문에 언제, 어디서나 원하는 음식을 손에 넣을 수가 있어 매우 편리하기는 해졌지만 그렇기 때문에 더욱 영양에 대한 올바른 지식을 가지고 몸과 마음의 건강에 좋은 균형 잡힌 식생활을 하도록 주의를 기울여야 한다.

강한 정력을 갖고 싶은 마음에서 강장식품을 제 아무리 많이 먹는다 하더라도 원래 몸이 건강하지 않다면 생각해서 먹은 자양분도 몸에 도움이 되질 않으며, 오히려 몸에 무리를 주기 때문에 고장을 일으키는 원인이 된다.

강한 정력은 건강한 몸에서 나오는 것이며 건강의 첫걸음은 균형 잡힌 식사에 있다는 사실을 거듭 마음속에 새겨둬야 한다.

강장식품을 적극적으로 먹는다

섹스에 강해지고 싶다면 전통 음식 위주로, 하루에 30가지 이상을 먹으며, 균형 잡힌 식사를 하여 우선은 건강한 몸을 만드는 데 노력하는 것이 중요하다. 거기에다 강한 정력을 위해서는 이치에 합당한 식품을 의식적이며 적극적으로 먹어야 한다.

또한 강장식품이라고 하면 곧 살모사나 해구신 등과 같은 색다른 것들을 생각하는 사람들이 많은데, 내가 권하는 강장식품은 좀 더 일반적인 것들이다. 어디서나 간편하게 손에 넣을 수 있으며 값도 싸고 이치에도 합당하며 효과적인 것들뿐이다.

강장식품 중 가장 첫 번째로 들 수 있는 것은 섹스 미네랄이라 불리는 '아연'과 '셀레늄'을 다량 함유하고 있는 식품들이다.

이 아연과 셀레늄은 미량영양소라 불리는데 그 필요량은 극히 소량이지만, 그 소량이 부족하게 되면 남성의 성적 기능이 현저하게 저하된다.

아연은 철 다음으로 우리 몸에 많이 존재하는 미량영양소인데 전립선에 특히 많이 포함되어 있으며 정액의 일부를 구성하거나 정자의 활동을 활발하게 만들어주고 사정할 때 정자를 내보내는 괄약근의 활동을 높여주는 역할을 하는, 없어서는 안 될 성분이다. 따라서 아연이 부족하면 전립선의 활동이 약해지기 때문에 정액의 생산능력도 저하되어 정력 감퇴의 원인이 된다.

미국에서 행해진 실험에 의하면, 6개월 동안 남성이 하루에 필요로 하는 아연 양의 15분의 1만을 공급했더니 전원이 발기불능에 빠졌다고 한다.

아연은 체내에서는 전혀 생산이 되지 않기 때문에 음식을 통해서 섭취해야 한다. 아연을 다량 함유하고 있는 식품은 굴, 소의 다리 살, 돼지의 간, 뱀장어구이, 깨, 모시조개, 오트밀, 맥주효모 등이다.

한편, 셀레늄은 고환에 많이 포함되어 있는데 정자의 생산에 관계하고 있으며 고환의 활성화에 중요한 역할을 담당하고 있는 것으로 알려져 있다.

셀레늄을 다량 함유하고 있는 식품은 정어리와 같은 등푸른 생선, 빙어, 가자미, 굴, 마늘, 양파, 파, 깨, 버섯류, 콩류, 맥주효모 등이다.

그 외의 강장식품으로는 성에 관계되는 신경을 활성화시켜주는 레시틴과 생선의 정소, 양파, 새우, 게, 모시조개, 대합, 정어리, 맥주효모 등과 같이 정자의 원료가 되는 핵산을 포함하고 있는 식품군이 있다.

또 스태미너를 증강시켜주는 비타민C. 혈액순환을 좋게 하고 발기력을 높여주어 불로 비타민이라 불리는 비타민E. 인간의 정액과 같은 아미노산인 아르기닌을 포함하고 있는 참마, 깨, 땅콩류, 오트밀, 맥주효모 등과 같은 것이 있는데 이들 식품에 대해서는 개개의 항목에서 자세하게 설명하도록 하겠다.

인간의 2대 욕망은 '불로장생'과 '남녀화합'이며 특히 남성들은

'남녀화합', 즉 강한 정력에 많은 관심을 갖고 있는 게 사실이다.

몇 년 전 대만을 방문했을 때 수긍할 수밖에 없는 이야기를 들었기에 잠시 여담 삼아 소개해 보겠다.

대만이나 홍콩에 간다고 하면 친구들로부터 "이것을 사다달라", "이 강장제를 사다달라"며 여러 가지로 정력에 도움이 되는 것을 사다달라는 부탁을 받게 된다.

나도 예외는 아니어서, 지금은 이름을 잊어버렸지만 친구에게서 부탁받은 강장제를 입수하려고 대만에서도 손가락 안에 든다는 전문점을 찾아간 적이 있었다. 의외로 쉽게 그 물건을 손에 넣을 수 있었기에 참고 삼아 "일본에서는 이것이 정력에 좋다고 소문이 파다한데 정말 그렇습니까?"라고 주인에게 물었다. 그 질문에 대한 주인의 말이 명답이었기에 나도 모르게 폭소를 터트리고 말았다.

그 주인의 대답은 "정말 그렇게 잘 듣는다면 진작 동이 나서 재고가 있을 리가 없겠죠"였다.

참으로 간단명료한 말이다. 이들 강장제에는 플라시보 현상이라고 하는, 스스로 효과가 있다고 믿는 위약(僞藥) 효과가 있는 것만은 사실이다. 하지만 역시 가장 확실한 강장 효과는 즉각적인 효과는 없을지라도 음식을 통해서 얻는 것이 가장 확실하고 안전한 방법일 것이다.

깨를 매일 먹는다

남자의 정력 증강에 도움이 되는 아연과 셀레늄을 가장 손쉽게 섭취할 수 있는 것이 바로 깨이다.

나는 밥에 뿌려 먹는 것은 물론 메밀, 우동, 무침, 양념장 등 어디에나 뿌려 먹고 있으며 외식할 때를 대비하여 빈 은단갑에 참깨를 넣어 갖고 다니면서 활용을 하고 있다. 외식이 많은 회사원들은 이 방법을 활용해보면 좋을 것 같다.

깨의 효용은 남자를 건강하게 만들어주는 아연과 셀레늄에만 있는 것이 아니다.

우선 밥에 깨를 뿌려서 먹는다. 깨에 들어 있는 비타민 B_1이 탄수화물에서 발생하는 당질과 작용하여 그것을 완전연소 시켜 뇌와 근육의 활동에 필요한 에너지가 되도록 만들어주기 때문이다. 즉, 깨는 뛰어난 건뇌식으로 쌀밥이나 우동 등과 같은 것을 아무리 많이 먹어도 비타민B_1이 보급되지 않는다면 뇌와 근육은 충분히 활동할 수 없게 되는 것이다.

뇌가 건강하게 활동하지 못하면 뇌로부터 페니스에 '서라!'는 명령이 떨어지지 않기 때문에 페니스가 발기하지 않는다는 사실은 잊지 말아야 한다.

또 깨에는 리놀산, 팔미틱산, 스테아린산 등의 불포화지방산이 다량 함유되어 있어 혈중 콜레스테롤과 중성지방의 배출을 도우며, 혈중 지방질의 양을 조절하는 것을 돕는다. 혈액이 원활하게 순환하지 못하면 해면체에도 흘러 들어가지 못하게 되어 페니스의 발기가 불완전하게 된다.

이 외에도 깨는 남성호르몬의 분비를 촉진시키고, 혈관과 세포의 노화를 방지해주는 작용을 하기 때문에 옛날부터 이상적인 자양강장 식품으로 여겨져 왔다. 중국에서는 깨의 효용에 대해 "깨를 100일 동안 먹으면 모든 병이 나으며, 1년간 먹으면 피부가 매끄러워지고 2년을 먹으면 백발이 검게 되며, 3년을 먹으면 빠진 이가 다시 나오며, 계속해서 먹으면 틀림없이 장수할 수 있다"라고 극찬을 했을 정도이다.

나는 '호황우(胡黃芋)'라는, 참마와 계란 노른자를 섞은 것에 깨를 넣은 특제 강장식을 매일 먹고 있는데 효과 만점이다. 이것에 대해서는 나중에 만드는 법을 설명하겠지만 깨는 껍데기가 두껍기 때문에 그대로 먹기보다는 갈아서 먹어야 소화흡수에도 좋고 효과도 높아진다.

굴을 자주 먹는다

남자는 고환에서 남성호르몬의 분비가 활발해지고, 정자가 대량으로 생산되면 성욕이 높아져서 정력이 증기히게 된다. 이들 남성호르몬의 분비와 정자의 생산을 촉진시키는 것이 미량영양소인 아연이라는 섹스 미네랄인데, 이 아연을 가장 많이 함유하고 있는 식품이 바다의 젖이라고 일컬어지는 강장 효과 만점인 굴이다.

일부 지방에서 먹는 여름굴을 제외하면 굴은 9월부터 4월까지가 제철인데 영양분이 충분히 축적되어 있고, 맛의 근본이 되는 일종의 당분인 글리코겐이 증가하여 맛도 가장 좋아지는 때는 1월부터 4월까지이다.

굴에는 아연 외에도 셀레늄, 철, 동, 칼슘, 인, 마그네슘 등과 같은 미네랄과 아르기닌, 타우린 등과 같은 아미노산, 비타민A, E, B6, B12 등이 다량 함유되어 있어 남자를 건강하게 만들어준다.

셀레늄은 고환(정소)에서 고환의 활동을 활발하게 해주어 정자의 생산을 촉진시켜주는 효과가 있으며, 아르기닌은 정자의 머리 부분을 구성하는 주요 원료가 되기 때문에 이 아르기닌을 많이 먹을수록 정자의 수가 증가하고 그 활동이 활발해진다는 사실이 밝혀졌다.

그리고 다리코겐과, 요즘 드링크제에 배합되어 그 효과가 강조되고 있는 타우린 등 자양강장과 정자를 늘리는 효과가 있는 성분이 굴에는 다량 함유되어 있다.

아연은 하루에 10~20mg을 섭취하면 되는데, 이 아연은 굴 100g 중에 50mg 이상이나 함유되어 있으니 하루에 2~3개만 먹으면 일일 필요량을 보충할 수 있으며, 정력을 더욱 높이고 싶을 때는 하루에 5~6개만 먹어도 충분하다.

굴은 튀기거나 굽거나 데쳐 먹거나 밥에 넣어 먹는 등 어떤 방법으로 요리해도 맛있지만, 생굴에 레몬을 짜서 먹는 것이 모든 영양분의 손상 없이 흡수할 수 있기 때문에 가장 좋은 방법이라고 할 수 있다.

섹스에 강해지고 싶은 분들은 철이 되면 반드시 이 섹스 파워 업 넘버원 식품인 굴을 드시기 바란다. 그리고 철이 아닐 때는 시판되고 있는 훈제 통조림 굴이나 기름에 담가둔 굴을 먹어도 괜찮으며, 매일 굴을 먹기가 힘든 분들은 굴 엑기스도 상관없다.

나는 값이 쌀 때 굴을 대량으로 구입하여 약간 양념을 한 뒤, 푹 삶아서 그것을 먹는 것은 물론 엑기스가 듬뿍 함유되어 있는 국물까지 마시며 그래도 남으면 식용유 등에 담가서 냉장고나 냉동고에 보관하였다가 매일 먹는다. 굴이 가지고 있는 건강 파워를 흡수하고 있어 그것이 62세 현역으로 여인들과 매일 밤 멋진 시간을 즐기는 원동력이 되고 있다는 사실을 믿어 의심치 않는다.

오신채(五辛菜)를 매일 먹는다

오신채란 파(양파), 마늘, 부추, 달래, 무릇 등 다섯 가지를 일컫는 말로 이들은 옛날부터 강장에 가장 유효한 식품이라고 알려져 왔다.

절에 가면 '훈주(葷酒) 산문에 드는 것을 불허함'이라고 적혀 있는 것을 볼 수가 있는데 이 첫 번째 글자인 '훈(葷)'이라는 글자가 오신채를 가리키는 말로 강한 냄새를 가진 야채라는 뜻이다.

왜 이와 같은 야채를 절에 가지고 들어와 먹으면 안 되는가 하면, 오신채를 먹으면 젊은 수도승들은 원기가 너무 넘쳐서 그것이 시도 때도 없이 발기하여 수행에 방해가 되기 때문이다. 그 정도로 원기가 생겨나는 것이 오신채라는 것이다.

오신채의 대표는 마늘인데 마늘의 효용에 대해서는 뒤에서 따로 설명하기로 하겠다.

부추의 별명은 '양기초'. 즉, 페니스를 발기시키는 풀이라는 의미이다. 부추에는 유화아릴이라는 독특한 냄새를 가진 성분이 있는데 이는 비타민B$_1$의 흡수를 높여주는 작용을 한다. 또한 부추는 비타민의 보고라 불리고 있는데 비타민A, B$_1$, C, 그리고 섹스 미네랄인 셀레늄도 다량 함유하고 있기 때문에 식욕증진 작용과 정력증강, 강장효과를 크게 기대할 수 있는 야채이다.

그 외에도 파, 무릇(백합과의 다년초), 달래 등에도 부추와 마찬가지로 유화아릴이 다량 함유되어 있어서 이들 식품을 매일 식단에 넣어 적극적으로 먹으면 페니스가 건강을 되찾게 될 것이다.

강장 5신 수프를 먹는다

나는 오신을, 한국의 유명한 강장요리인 '삼계탕'처럼 요리해서 먹어서 힘을 북돋는다.

'삼계탕'은 한국의 약선(藥膳)요리로 영계를 통째로 사용하여 국물을 우려내고, 거기에 찹쌀, 마늘, 부추, 대추 등을 넣어 푹 끓인 것이다. 삼계탕을 먹고 식당을 나설 때면 자신도 모르게 달리고 싶어질 정도로 힘이 솟아난다고 알려져 있으며, 또 남편이 그것을 먹고 난 다음날 아침에는 아내가 지난밤의 일에 감사하며 '황공하옵니다'라고 무릎을 꿇고 인사를 할 정도로 정력증진에 좋은 음식으로 알려져 있다.

나는 이 '삼계탕'을 응용하여, 닭을 푹 고운 국물에 마늘, 부추, 파, 양파, 인삼, 생강, 잣, 계란을 넣고, 깨소금으로 간을 한 뒤 그 위에 깨를 뿌려서 작은 공기로 한 잔씩 먹고 있는데 참으로 효과 만점이다.

무릇은 슈퍼나 야채가게의 진열대에 진열되어 있는데 무리해서 이런 것을 사먹을 필요 없이 평범하게 식초에 절인 것을 먹어도 충분하다. 오신채의 하나인 달래는 봄이 되면 들판에서 캘 수가 있으며 그 둥근 뿌리 부분을 날것으로 된장에 찍어 먹거나 뿌리와 잎을 살짝 데친 후 양념을 해서 먹어도 맛이 있다. 이런 것들은 연중 먹을 수 있는 것은 아니고, 또 오신채를 언제나 전부 먹을 필요는 없다.

마늘, 부추, 파, 양파라면 집에도 있을 것이며, 손쉽게 구할 수 있으니 이런 재료들을 잘 활용하여 국을 끓이기도 하고 볶아 먹기도 하면 한 번에 여러 가지 영양분을 충분히 섭취할 수 있어서 좋다.

또, 매번 닭으로 국물을 우리는 것이 귀찮다고 생각되면 시판되고 있는 치킨 수프를 사용해도 상관없다. 어쨌든 강장효과가 높은 마늘, 부추, 파, 양파, 생강 등을 어떤 형태로든 매일 먹는 것이 중요한 것이다.

건강해지고 싶다면, 효과 만점인 강장 오신채 수프를 오늘밤에라도 당장 시험해보기 바란다.

마늘을 매일 먹는다

마늘이 고대 이집트의 피라미드 건설에 종사했던 사람들의 귀중한 스태미너식이었다는 사실은 잘 알려진 이야기이다.

또 일본에서도 도쿠가와 이에야스(德川家康)는 생선회 같은 생선요리를 먹을 때면 언제나 다진 마늘을 함께 먹었다고 하며, 도요토미 히데요시(豊臣秀吉)는 마늘을 실에 끼워 염주처럼 언제나 들고 다니면서 피곤할 때면 그것을 날것으로 씹어먹고 전쟁을 치렀다고 전해지고 있다.

마늘이 유럽, 중국을 거쳐서 일본에 들어온 것은 지금으로부터 약 2천 년 전이라고 알려져 있다. 마늘을 먹으면 피로를 느끼지 않고, 머리 회전이 좋아지며, 체력이 강화되고, 정력이 좋아지는 등의 약효가 있는 음식으로서 일본인의 식생활 속에서 여러 가지 형태로 이용되어왔다.

그리고 현대에는 그 성분이 과학적으로 해명되어 새로운 약효가 발견되면서부터 그 이용 범위가 더욱 넓어졌으며, 특히 정력증강식품으로서의 한층 더 각광받고 있다.

마늘을 먹으면 틀림없이 힘이 솟는다. 그것은 마늘 성분의 하나인 알린이, 역시 마늘에 함유되어 있는 알리나제라는 효소의 작용으로 분해되어 마늘 특유의 냄새의 원인이 되는 알리신이라는 물질이 되고 그것이 비타민B_1과 결합하여 알리티아민이라는 특수한 비타민 B_1이 되는데 그것이 체내에 축적, 장시간에 걸쳐서 에너지 생성을 돕기 때문이다.

비타민B_1의 주요 기능은 탄수화물이 분해되어 뇌와 근육의 에너지원인 글루코스가 생성되는 것을 돕는 역할이다.

뇌는 글루코스를 유일한 에너지원으로 삼고 있기 때문에 비타민B_1의 작용이 둔화되면 기력이 감퇴하고 초조함을 느끼며 집중력도 떨어지게 된다.

또한, 비타민B_1이 부족해지면 근육의 에너지 생산력이 저하되어 무력감과 피로 때문에 전신이 균형을 잃게 된다.

일반 비타민B_1은 허용량을 넘어서면 체외로 배출되지만 마늘이 만들어낸 알리티아민이라는 마늘 비타민B_1은 체내에 오랜 시간 저장할 수 있기 때문에 그 저장해둔 비타민B_1을 필요에 따라서 조금씩 사용할 수 있어 장시간에 걸쳐서 뇌와 근육에 끊임없이 에너지를 보급할 수가 있다.

그래서 마늘을 매일 먹으면 스태미너가 넘쳐나고 피로를 모르는 건강한 몸을 갖게 된다.

또한 동서양을 불문하고 마늘을 먹으면 정력이 증강된다고 알려진 것은 마늘에 함유되어 있는 스코르진이라는 성분이 강장효과를 발휘하기 때문이다.

스코르진은 냄새는 없지만 강력한 산화환원 작용을 가지고 있어서 체내로 흡수한 영양물을 완전연소, 에너지로 바꿔주기 때문에 섭취한 음식물이 전부 영양분으로 흡수되고, 그렇기 때문에 마늘을 먹으면 정력이 증가되고, 스태미너가 배가되는 것이다.

그리고 스코르진에는 성호르몬의 분비를 활성화시켜서 정자의 증식을 촉진한다는 직접적인 강장작용이 있기 때문에 마늘을 먹으면 틀림없이 정력이 향상된다.

마늘의 효과는, 건강을 잃은 사람은 건강을 되찾게 해주고 건강한 사람은 더욱 더 건강하게 한다.

마늘을 요리에 사용하면 그 맛을 몇 배나 더 좋게 해준다. 하지만 효과가 강하고 자극이 강한 식품이기 때문에 한 번에 너무 많이 섭취하는 것은 금물이다.

날것을 갈아서 먹는다면 하루에 한쪽, 굽거나 볶아서 먹는다 하더라도 하루에 2~3쪽 정도가 적당하다.

마늘은 매일 싫증을 내지 말고 조금씩 계속해서 먹어야 강장효과나 나타나는 음식이다.

마늘계란을 만들어 먹는다

마늘계란을 하루에 한 번, 작은 수저로 한 숟가락씩 꾸준히 먹으면 정자와 정액의 양이 증가하여 발기력이 증가한다.

〈만드는 방법〉

마늘 약 500g과 계란 노른자 5개를 준비한다.

① 껍질을 벗긴 마늘을 두꺼운 냄비에 넣은 뒤 마늘이 잠길 정도로 물을 붓는다.

② ①을 끓여 마늘이 부드러워지면 으깨서 흐물흐물해질 때까지 졸인다.

③ 마늘이 흐물흐물해지면 계란 노른자 5개를 넣어 타지 않도록 주의해서 저어가면서 2~3시간 끓여 수분을 없앤다.

④ 완전히 수분이 날아가 바삭바삭해지면

⑤ 분쇄기를 이용하여 가루로 만들면 완성이다.

이렇게 해서 만든 마늘계란을 밀폐용기에 넣어 냉장고에 보관하면 1년 정도는 유효하게 먹을 수 있다.

마늘계란을 만든다는 것은 2~3시간이라는 장시간이 걸리는 끈기가 필요한 작업이다. 귀찮아서 그렇게는 못하겠다고 생각한다면 조금 비싸기는 하지만 건강식품점 등에서 판매하고 있으니 우선은 그것을 사서 그 효과를 시험해볼 수도 있다.

대두를 매일 먹는다

일본이 장수국가라고 불릴 수 있는 것은 일본인들이 매일같이 머리가 좋아지는 레시틴과 혈관을 튼튼하게 해주는 단백질, 불포화지방산 등의 이상적인 영양소를 다량 포함하고 있는 대두와 대두제품을 많이 먹고 있기 때문이다.

대두에는 마늘과 같이 직접적으로 강장에 효과가 있는 물질은 들어 있지 않지만, 인간이 건강해지고 원기를 회복하는 데 필요한 성분들이 대부분 함유되어 있다.

대두의 성분은 단백질, 지방질, 당질이며 그 외에도 비타민B군, E, 칼슘, 철, 칼륨, 사포닌 등이 들어 있다.

대두가 '밭의 고기'라고 불리고 있는 것은 주성분인 양질의 단백질에 인간의 체내에서는 합성할 수 없는 8종류의 필수아미노산이 배합되어 있는데 그 구조가 동물성 단백질과 비슷하기 때문이다.

또한 지방질은, 두부 100g당 19g으로 그 양이 적고 질적으로도 고기와는 완전히 달라 지방질의 50%가 불포화지방산인 리놀산으로 콜레스테롤과 결합, 혈중 콜레스테롤의 저하를 촉진시켜주기 때문에 고기와는 달리 콜레스테롤에 대한 걱정 없이 마음 놓고 얼마든지 먹을 수가 있다.

머리를 좋게 해주는 레시틴을 함유하고 있는 대두는 건뇌식으로서도 뛰어난 식품이다.

인간의 뇌는 약 1천억 개의 신경세포가 서로 엉겨서 구성되어 있으며 각각의 신경세포는 돌기 부분인 시냅스로 신경전달물질을 내보내 다른 신경세포와 연락을 주고받고 있다.

뇌의 지능이나 기억, 기분 등에 관계가 있는 것은 아세틴콜린이라 불리는 신경전달물질로 그 원료가 되는 것이 대두에 다량 함유되어 있는 레시틴이다.

대두에는 이 외에도 뇌의 에너지원인 글루코스를 활성화하는 비타민B_1과 혈관의 젊음을 유지시켜 주는 비타민E, 혈액을 깨끗하게 해주는 사포닌, 초조함을 없애주는 칼슘 등이 포함되어 있어 대두를 먹는 사람을 젊고 건강하며 활기 있게 만들어준다.

나는 해초인 톳과 함께 삶거나 여러 가지 야채와 함께 삶아서 대두를 자주 먹고 있으며, 볶은 대두를 병 등에 넣어 책상 위에 항상 올려놓고 피곤할 때면 그것을 꺼내 아작아작 씹어 먹고 있다.

옛날, 전국시대의 사무라이들도 언제나 볶은 콩을 휴대하고 다니면서 그것을 씹어 먹었다고 하는데, 콩을 어금니로 씹으면 명상할 때와 마찬가지로 뇌가 알파파를 방출하여 머리가 맑아지고 집중력이 향상되기 때문이다.

대두는 대두 그 자체나 두부, 낫또 등으로 가공한 것이나 성분에 거의 변화가 없다. 오히려 가공품이 영양분을 더 풍부하게 함유하고 있는 것도 있을 정도이다.

대두와 비슷한 것 중에 검정콩이 것이 있다.

볶은 검정콩과 검정깨를 잘 갈아서 꿀을 첨가하면 발기불능에 잘 든다고 하니 한번 시험해보는 것도 재미있을 것이다.

두부 · 낫또 등과 같은 대두제품을 먹는다

일본은 그야말로 '대두 천국'이다. 두부, 낫또, 유부, 튀김두부, 유바, 비지, 얼린 두부, 된장, 간장 등 이 모든 것을 싼 가격으로 어디서나 살 수 있으니 우리는 이런 행복을 마음껏 누리지 않을 수 없을 것이다.

두부는 대두의 성분을 거의 추출해낸 두유에 간수를 넣어 이를 굳힌 것으로 대두가 가지고 있는 영양분을 더욱 쉽게 흡수할 수 있도록 만든 식품이다.

두부에는 일반 두부와 연두부가 있는데, 일반 두부는 단백질, 칼슘, 철이 많고 연두부는 비타민B_1과 칼륨이 많은 것이 특징이다.

두부는 단백질의 소화율이 높은 것이 특징이다. 대두를 볶은 것은 소화율이 65%, 낫또가 81%인데 비해서 두부는 93%로 대두제품 중에서는 두유 다음으로 높다. 급히 원기를 회복하고 싶을 때는 두부가 최적의 식품이 된다.

또한 옛날부터 된장찌개에 두부를 꼭 넣었던 것은 된장에 너무 많은 염분을 두부에 함유되어 있는 칼륨이 체외로 배출시켜주기 때문이다.

두부를 기름에 튀긴 유부나 두부 튀김에는 세포의 노화를 촉진시키는 활성산소의 작용을 억제하는 비타민E가 보강되기 때문에 그 효용과 영양가가 한층 더 높아진다.

삶은 대두에 낫또균을 넣어 발효시킨 낫또는 원료인 대두보다 비타민B_2, B_6, B_{12}, 철분 등의 양이 증가하며 단백질도 소화하기 쉽게 변한다.

낫또를 먹으면 힘이 솟는다고 하는데 이는 풍부한 비타민B군이 대사를 활성화시켜 피로 회복을 도와주기 때문이다.

그리고 낫또에는 대두에 없는 성분도 함유되어 있다. '낫또키나제'라 불리는 효소로, 이것은 혈액응고를 방지하는 작용을 하기 때문에 평소에 즐겨 먹으면 혈전이 생기지 않는다고 한다. 콩에 함유되어 있는 비타민E와 사포닌과 함께 혈관을 튼튼하게 하고, 혈액을 맑게 해준다고 하니 낫또를 먹으면 동맥경화도 예방할 수 있다.

또한 낫또 특유의 끈적임은 무친이라는 물질에 의한 것으로 단백질의 활성력을 높여준다. 끈적임이 강해질수록 그 작용이 높아지니 잘 섞어서 먹는 것이 요령이다.

나는 생두부를 먹을 때 가능한 파, 김, 깨, 뱅어포, 푸른 차조기, 가대랭이 가루 등등 많은 것들을 양념으로 넣어 먹는다. 그러면 한 번에 다양한 식품을 먹을 수가 있고, 각각의 양념들이 풍미를 더해줄 뿐만 아니라 약효를 주고 독소를 없애주며 영양가도 높아지기 때문이다.

예를 들어서 파에는 피로를 없애주고 초조함을 방지해주는 효과가 있으며, 푸른 차조기에는 암의 예방에 도움을 주는 카로틴, 생강과 마늘에는 살균작용과 스태미너 증강작용, 깨에는 남자를 건강하게 해주는 아연과 비타민B₁, 뱅어포에는 칼슘, 김에는 카로틴과 배변을 도와주는 식물성 섬유, 생강에는 심장과 혈관을 튼튼하게 해주는 칼륨이 함유되어 있다.

그리고 마지막으로 가다랭이 가루에는, 대두에는 양이 적은 메티오닌이라는 필수아미노산이 듬뿍 함유되어 있기 때문에 생두부에 가다랭이 가루를 뿌리면 고기와 생선에도 뒤지지 않는 단백질의 영양을 섭취할 수가 있게 된다.

같은 음식이라도 먹는 방법에 조금만 신경을 쓴다면 그 영양가가 훨씬 올라가게 되는 법이다.

두부와 된장은 너무 끓이면 안 된다.

가열 시간이 너무 길면 두부는 단백질이 딱딱해지고, 된장은 살아 있는 유익한 유산균, 효모균, 누룩곰팡이와 같은 미생물이 열 때문에 죽어버리고 맛도 떨어지기 때문이다.

대두의 어린 열매는 대두에는 없는 비타민C와 A, 카로틴까지 듬뿍 함유하고 있는 한여름의 스태미너 식품이다.

비타민C와 B₁이 하루 동안에 쌓인 몸과 머리의 피로를 회복시켜주고 더위를 먹지 않도록 해주어 맥주 안주로, 혹은 가족의 건강을 위해서 좋은 여름의 별미이다.

쌀밥에는 잡곡을 섞어 먹는다

일본인이 쌀밥을 먹게 된 것은 세상이 조금 평화로워진 에도 시대부터였다고 한다.

그 이전에는 현미밥을 먹었는데 현미 자체에 비타민과 미네랄 등이 풍부하게 함유되어 있어 부식으로 절임류나 된장만 있어도 충분했다. 하지만 쌀밥을 먹게 되면서 그것만으로는 충분치가 않아 밥만으로는 부족한 영양분을 다른 여러 가지 부식을 통해서 보충해야만 되었기 때문에 그 부식을 '오카즈(お數, 일본어로 반찬이라는 뜻)'라고 부르게 되었다고 한다.

또한 에도 시대에 각기병이 유행하여 '에도 재앙'이라며 소란을 떤 적이 있었는데 이것은 쌀밥을 먹게 되면서 비타민B_1이 부족해서 일어난 현상으로, 당시에는 그런 사실을 깨닫지 못한 채 수많은 사람들이 각기병에 걸려서 죽어갔다고 한다.

하지만 이는 쌀밥을 주식으로 하고 있는 현대인에게도 적용된다. 최근 각기병이 증가하고 있다는 사실만으로도 그것을 잘 알수가 있다.

백미로 밥을 지으면 확실히 맛이 좋아서, 우리처럼 어릴 적 먹을 것조차 변변히 먹지 못했던 세대들에게는 특히 흰 쌀밥은 동경의 대상이었다. 지금 백미로 지은 쌀밥을 먹는 것만 해도 기쁜 일인데 이제 와서 보리밥, 잡곡밥을 먹으라니 거부감이 없는 것은 아니지만 영양학적으로 보자면 백미만으로 지은 밥은 결코 건강에 좋다고 말할 수가 없다.

부득이 쌀밥을 먹는다면 하다 못해 깨라도 반드시 뿌려먹기를 권한다. 가능하다면 조금이라도 좋으니 보리를 섞거나 좁쌀, 수수 등과 같은 잡곡을 섞은 밥을 먹기를 바란다.

왜냐하면, 백미에는 비타민B₁이 부족한데 비타민B₁이 부족하면 각기병에 걸릴 뿐만 아니라 백미에서 얻은 글루코스라는 뇌와 근육의 에너지원이 완전연소되지 않아 영양으로써 충분히 활용되지 못하기 때문이다.

나는 3컵 정도의 백미에 잡곡 한 큰술을 넣어 밥을 지어 먹고 있는데 잡곡의 양은 이 정도면 충분하며, 맛도 쌀밥과 크게 차이가 없기 때문에 전혀 거슬리지 않으니 건강을 위해서 꼭 지킬 것을 권한다.

덧붙여서 말하자면, 내가 백미에 섞는 잡곡은 납작 보리, 율무, 수수, 좁쌀, 피, 메밀, 배아, 깨, 그리고 잉카제국에서 먹었다고 하는 아마란스 등의 9가지인데 전부 비타민 B₁을 비롯해서 칼슘, 철, 칼륨, 비타민E 등을 다량 함유하고 있어서 백미에 부족한 비타민과 미네랄을 보충하기에 충분한 것들뿐이다.

나는 이 잡곡밥을 기본으로 하고 일주일에 1~2번 정도는 여러가지 재료를 듬뿍 넣은 잡곡밥을 만들어 먹는다. 밥만 해도 10가지 식품이 들어가는데 거기에 닭고기, 우엉, 마늘, 곤약, 유부, 톳, 얼린 두부 등을 더하여 먹기 때문에 이것만으로도 17가지나 되는 식품을 단번에 먹을 수가 있어서 목표인 하루 30가지의 반 이상을 밥만으로 섭취할 수 있게 된다.

잡곡은 하나하나 사들이지 않아도 지금은 웰빙붐 덕분에 슈퍼에서 혼합잡곡을 살 수 있으니 우선은 그것을 사다 오늘부터라도 실천해보기 바란다.

고키이모를 만들어 먹는다

'고키이모'란 깨와 노른자, 참마를 일컫는 말이다.

'고키이모'라는 것은 전국시대 에 활약했던 사무라이들이 피로를 없애고 원기를 회복하기 위해서 먹었던 최고의 정력식품이다.

참마를 간 것에 계란 노른자 2~3개를 넣고 깨를 갈아 넣은 다음 잘 저어서 소금과 간장으로 간을 한 간단한 음식이다. 하지만 이것의 효과는 아주 뛰어나다.

나는 여기에 대파의 파란 부분, 멸치 등을 첨가하여 술안주로 하거나 밥, 메밀국수 등에 얹어 먹는다.

깨에는 피로에 특효약 역할을 하는 비타민B1이 많고, 참마에 함유되어 있는 소화효소인 아밀라아제와 디아스타제, 우레아제 등의 힘으로 그 효과가 높아져 피로를 당장이라도 풀어주는 역할을 한다.

달걀 노른자의 영양가에 대해서는 이제 와서 새삼스레 떠들 필요도 없을 정도로 잘 알려져 있다. 하지만 예전에는, 노른자에는 콜레스테롤이 많아 자주 먹으면 동맥경화를 일으키는 원인이 된다고 알려져 조금 멀리하는 경향이 있었다.

하지만 최근에는, 노른자에 지방을 유화(乳化)시켜주는 작용을 하는 레시틴이 함유되어 있어서 오히려 혈중 콜레스테롤 수치를 정상으로 유지시켜 동맥경화를 예방해준다는 사실이 밝혀졌다.

지나치게 많이 먹지만 않는다면 아무런 문제도 되지 않는다고 한다.

참마는 옛날부터 자양강장, 피로회복에 좋은 식품으로 귀중하게 여겨져 왔는데, 약 2천년 전부터 재배하기 시작하여 식용으로 한 것으로 알려져 있다.

한방에서는 참마 생약의 이름을 '산약(山藥)'이라고 하는데 수많은 약 중에서도 으뜸으로 치는 약으로, 옛날부터 유명한 자양강장약의 원료로 이용될 정도로 그 자양강장 효과는 널리 인정을 받고 있었다.

참마에 함유되어 있는 아르기닌은 인간의 정액과 같은 아미노산으로 정력 증강에 효과가 있다. 또 특유의 끈적임은 무친이라는 성분 때문인데 단백질의 활성화를 높여주는 작용이 있으며 젊음을 되찾는데 효과가 있다.

그 외에도 참마에는 신진대사를 원활하게 해주는 콜린과 콜레스테롤을 제거하여 혈액 중의 지방질이 산화하는 것을 막아주는 사포닌, 체내의 필요 없는 염분을 배출해주는 칼륨 등도 포함되어 있어 건강, 장수, 정력을 위해서는 없어서는 안 될 강장강정(强壯强

精) 식품이다.

참마에는 여러 가지 종류가 있지만 그 어떤 것도 효용에는 변함이 없다.

예전 에도시대의 사창가인 요시하라 유곽 근처에는 참마즙을 파는 가게가 많았다고 한다. 남자들이 유곽으로 들어가기 전에 힘을 얻어야겠다고 생각했기 때문으로, 예나 지금이나 남자들의 간절한 심정에는 변함이 없는 듯하다.

나는 이 '고키이모'를 잡곡밥에 뿌려 먹고 있는데 이것을 먹은 날이면 정력이 불끈불끈 솟아오르는 것을 실감할 수 있다.

은행 · 구기자를 먹는다

옛날부터 은행은 천 년이 지나도 열매를 맺는다는 은행나무의 생명력을 담고 있기 때문에 즉각 효과를 볼 수 있는 정력제로써 널리 이용되어 왔다.

은행에는 단백질, 비타민, 미네랄, 글로블린, 아스파라긴산 등과 같은 여러 가지 영양분이 함유되어 있어 영양의 보고라고 불리고 있다.

나는 제철인 10월, 11월이 되면 볶아 먹기도 하고, 삶아 먹기도 하고, 껍질을 벗겨서 은행밥을 지어 먹기도 하면서 그 맛과 효용을 즐기고 있다. 은행은 정력 증강에 좋아서 일년 내내 먹고 싶기 때문에 값이 쌀 때 대량으로 구입, 겉껍질을 벗겨서 살짝 볶은 다음에 식용유나 올리브오일에 담가 냉장고에 보관한다. 이렇게 해두면 1년 정도는 보관할 수 있기 때문에 그것을 매일 5~6알씩 먹어 정력을 증강시키고 있다.

구기자는 중국 고전 약학서인 〈신농본초경(神農本草經)〉에서도 좋은 약으로 소개하고 있는데, "한동안 복용하면 근골이 장대해지고 몸이 청년처럼 가벼워진다"고 적혀 있는 불로장생의 비약으로 알려져 있다.

또 "집에서 천 리 이상 떨어져 있을 때는 구기자를 먹지 말라"는 말도 있다. 그만큼 구기자의 정력증강 효과가 뛰어나기 때문에 아내와 떨어져 있는 곳, 즉 요즘 말로 하자면 단신 부임지 등에서는 구기자를 많이 먹으면 힘이 너무 솟아 곤란하니 주의하라는 의미이다.

그만큼 정력에 좋은 것이 구기자인데 사실은 비타민B_1, B_2, 필수 아미노산, 루틴 등이 함유되어 있어 혈관을 튼튼하게 해주고, 동맥경화를 예방해주며, 간장의 기능을 향상시켜주고, 피로에도 효과가 있다는 사실이 밝혀져 있다.

구기자는, 그 잎을 차로 만든 구기자차가 시판되고 있으며 열매도 마트 등에서 살 수가 있다.

나는 초절임 식품 등에 구기자의 열매를 넣어 먹고 있는데 식초에 절이면 구기자 열매의 붉은 빛이 더욱 선명해져서 식욕을 돋게 해주는 특히 여름 등에 귀중한 스태미너식이다.

또한 중국에서 신선들이 먹는 음식으로 귀하게 여기고 있는 잣도 정력 증강 효과가 높은 식품으로, 생두부에 얹어서 먹거나 무침에 넣거나 수프에 넣어서 매일 조금씩이라도 좋으니 꼭 먹어보길 권한다.

자라를 먹어라

자라는 옛날부터 정력증강, 불로장수에 효과가 있는 음식으로 인기가 좋았다.

자라 고기는 매우 부드럽기 때문에 소화, 흡수가 잘 되고 양질의 단백질이 풍부하다. 그 단백질에는 인간의 체내에서는 합성하지 못하는 필수 아미노산인 이소류신, 류신, 리신, 페닐알라닌, 트레오닌, 트립토판, 발린이 함유되어 있으며 칼슘, 그리고 필수지방산(리놀산, 리놀렌산, 아라키돈산)까지 갖추고 있으며 고기뿐만 아니라 내장과 껍데기까지도 맛이 좋아 어디 한 군데 버릴 데가 없는 강장식품의 왕자라고 불리고 있다.

교토나 도쿄의 일류 음식점에서 먹으면 1인분에 몇 만엔씩 하지만 가까운 곳에 있는 재래시장이나 생선가게에 부탁하여 사면, 먹기에 딱 알맞은 800g 정도 되는 것을 한 마리에 3전엔 진후로 살 수 있으니 마음 맞는 사람 두엇이 모여서 먹는다면 크게 무리가 되지도 않을 것이다.

자라를 잡는 법은 의외로 간단하여 직접 잡아도 그렇게 어렵지가 않다. 다만 꼬리 가까운 곳에 있는 엄지 크기의 흰 주머니는 방광으로, 이곳이 터지면 전체적으로 이상한 냄새와 맛이 나는데 그 부분만 터지지 않도록 조심해서 떼어낸다면 다른 고기나 내장은 터져도 상관이 없다.

그리고 요리법도 간단해서 찌개나 잡탕죽을 끓일 수 있을 정도의 실력만 있으면 충분히 요리할 수 있다. 자라탕은 뼈째로 큼직하게 썬 자라를 물과 술을 넣어 끓인 뒤, 마지막에 소금 간장, 생강 등으로 양념을 하기만 하면 된다.

사용하는 냄비와 불도, 집에 있는 도기 냄비와 휴대용 버너면 충분하고 냄비에 넣는 다른 재료도 크게 신경을 쓸 것 없이 자라를 건져 먹고 난 뒤 남은 국물에 두부와 야채 등과 같은 일반 찌개에 넣는 재료를 넣기만 하면 된다.

좀더 간단하게 하려면 자라를 건져 먹고 남은 국물로 잡탕죽을 끓여 대파의 하얀 부분을 넣어 먹으면 최고의 요리가 된다.

지금 구할 수 있는 것은 자연산이 아니라 대부분 양식한 것인데 좋은 자라를 고르는 법을 몇 가지 들어보겠다.

우선은 등껍데기의 색이다. 가장 좋은 것은 황금색으로 개중에는 녹색 빛이 감도는 황금색도 있는데 너무 검은 빛을 띠는 것은 그다지 좋지가 않다. 커다란 반점이 있는 것도 좋지 않다. 배 쪽은 하얀 것이 좋으며 푸른빛이 감도는 것은 빈혈기가 있는 것으로 그다지 좋지가 않다. 어느 정도 누른빛을 띤 하얀색이 좋다.

모양은 두께가 두툼하며 밑부분이 펑퍼짐하게 퍼진 듯이 보이는 둥근 것이 좋다. 같은 크기를 비교할 때 묵직한 것이 더 풍미가 있다. 무게는 800g에서 1kg 정도 되는 것이 먹기에 적당하다.

그리고 자라를 잡기가 귀찮다면 미리 잡아서 1차 가공을 한 뒤 냉동해 놓은 것이나 일반 가정용 '자라탕 세트'가 있으니 그런 것들을 이용해도 좋다.

요즘에는 자라가 1년 내내 나오고 있지만 가장 맛이 좋을 때는 한창 물이 오를 때인 겨울이다.

뱀장어 · 미꾸라지를 먹는다

〈만엽집(萬葉集)〉의 노래 중에 '여름을 탈 때는 뱀장어가 좋으니 뱀장어를 먹어라'라는 노래가 있다. 나라(奈良) 시대부터 이미 한여름과 같이 몸이 허해졌을 때는 자양분이 있는 뱀장어가 좋다는 사실을 알고 있었던 듯하다.

뱀장어가 옛날부터 강장과 정력에 좋다고 알려진 것은 비타민류와 미네랄, 지방질 그리고 아연이 다량 함유되어 있기 때문이다.

뱀장어에 다량 함유되어 있는 비타민 A는 '눈을 위한 비타민'이라고 불리는 것처럼 피로나 야맹증으로부터 눈을 지켜주고 생식 기능을 유지시켜주는 역할도 하며, 비타민 B_1과 B_2는 대사를 원활하게 해주어 피로회복, 스태미너 회복에 도움을 준다.

또 섹스 미네랄이라 불리는 아연은 정자의 생성과 남성호르몬의 분비를 활발하게 해주는 작용을 하기 때문에 뱀장어를 먹으면 섹스가 활발해진다고 알려져 있는 것이다.

뱀장어는 꼬치구이나 계란말이를 한 것도 맛있고 양념을 하지 않고 구운 것을 와사비를 푼 간장에 찍어 먹어도 맛있다. 특히 오이와 함께 식초에 무쳐서 먹으면 피로를 없애주는 식초의 효과와 함께 우리 몸에 작용을 하여 지치기 쉬운 여름철에는 최고의 메뉴가 될 것이다.

미꾸라지도 역시 옛날부터 강장, 정력 증강식으로 인기를 누려온 식품이다. 옛 문헌에도 그 이름이 등장하기 시작했는데 당시 영양을 제대로 섭취할 수 없었던 농민들에게는 대단히 귀중한 단백질원이었다.

미꾸라지와 뱀장어를 비교해보면, 양쪽 모두 양질의 단백질을 가지고 있지만 비타민류와 미네랄은 미꾸라지가 더 풍부하게 함유하고 있는데 그 중에서도 특히 칼슘은 뱀장어보다 10배나 더 많은 양을 함유하고 있다.

칼슘이 부족하면 정신적으로 초조함을 느끼며, 성욕감퇴의 원인이 되기도 하기 때문에 여름에는 통째로 튀겨 먹거나 즙을 내서 먹어 칼슘을 충분히 보충해준다.

또 지방의 양은 뱀장어보다 미꾸라지가 더 적기 때문에 지방을 지나치게 섭취하는 사람에게는 미꾸라지가 더 적합할 것이다.

비타민E를 섭취한다

비타민E는 노화를 방지해주는 비타민이라고 알려져 있다. 이 비타민E를 다량으로 함유하고 있는 식품은 아몬드, 땅콩, 우나기 꼬치구이, 해바라기 씨, 면실유, 식용유, 콩기름 등의 식물성 기름, 그리고 양호박, 고구마, 시금치, 꽁치, 정어리, 잣 등이다.

우리 몸은 체내의 영양소를 산소로 연소시켜 몸을 유지하고 활동 에너지를 얻는데, 체내로 받아들이는 산소의 양이 지나치게 많거나 산소가 나쁜 방향으로 활성화되면 '과산화물질'이 생성되고, 이 과산화물질 중에서도 가장 독성이 강한 것이 바로 과산화지방질이다.

비타민E는 강력한 항산화작용을 가지고 있는데 세포 내에서 항상 대기하고 있다가 과산화지방의 생성을 억제하는 작용을 해준다. 때문에 세포 내에 항상 충분한 양의 비타민E가 갖춰져 있다면 그것만으로도 과산화지방이 발생하기 어려워져서 세포의 노화를 방지할 수 있게 되는 것이다.

이 외에도 비타민E는 혈액 중의 양성 콜레스테롤을 늘리고 악성 콜레스테롤을 줄여 혈액순환을 좋게 해주고, 혈관벽을 튼튼하게 해주고, 혈액 중의 중성지방을 줄여주는 등 동맥경화를 예방해주는 작용도 한다.

또한 비타민E에는 혈관을 확장시켜주는 작용도 있기 때문에 꾸준히 섭취하면 페니스로 흘러 들어가는 피의 양이 늘어나 발기력도 향상된다.

특히 중장년에게 비타민E가 부족해지면 성선(性腺)기능이 쇠퇴하고 정자의 형성이 나빠지는 것으로 알려져 있으니 아주 조심해야 한다.

비타민E를 섭취하는 것은 그다지 어렵지 않다. 특히 땅콩류나 식물성 기름에 다량 함유되어 있기 때문에 그런 것들을 적절하게 요리에 사용하여 매일 식사를 통해서 효율적으로 섭취, 세포의 노화를 적극적으로 방지하여 언제나 젊은 몸과 마음을 유지하기를 바란다.

오트밀을 먹는다

귀리 가루를 가공한 식품인 오트밀은 예전부터 서양에서 건강, 강장식품으로 널리 알려져 있다. 양질의 단백질, 비타민B₁, B₂, 철분이 들어 있으며 특히 섹스 미네랄인 아연 등을 함유하고 있어 남자의 정력을 강하게 해준다. 아직 우리에게는 그다지 널리 알려져 있지 않고 호텔의 메뉴에서나 볼 수 있을 정도이다.

하지만 이 오트밀은 알 만한 사람들은 모두 알고 있는 섹스 강화 식품으로 나는 매일 아침, 저녁으로 우유에 넣어 먹고 있으며, 수프나 된장국에 넣어 먹기도 하는데 강장 이외에도 식물성 섬유가 많아 쾌변 작용도 있는 상당히 좋은 음식이다.

나는 "최근에 거기에 힘이 없어서"라며 찾아오는 분들에게는 반드시 오트밀을 권한다. 복잡하게 요리할 필요 없이 데운 우유에 오트밀을 넣으면 2, 3분 정도로 간단하고 손쉽게 끝나기 때문에 계속해서 먹기도 좋다.

오늘 먹으면 오늘 바로 효과가 나타나는 것은 아니지만 3개월 정도만 지나면 성욕이 솟아나고 발기력이 향상되는 것을 느낄 수 있을 것이다.

남자의 정력이 감퇴하는 데는 여러 가지 이유가 있는데, 칼슘이 부족하여 초조함을 느끼고 스트레스가 지나치게 쌓이는 것도 좋지 않다. 스트레스는 본능중추인 뇌의 시상하부라는 부분에 영향을 주어 남성호르몬 등의 분비를 방해하기 때문이다.

남자는 멸치나 우유를 좀처럼 먹으려 들지 않기 때문에 자칫 칼슘이 부족해지기 쉬운데, 섹스에 강해지고 싶은 사람은 우유에 오트밀을 넣어 매일 두 번 정도 먹으면 정력 증강에 좋은 아연과 칼슘을 동시에 섭취할 수 있어 소원을 이룰 수도 있고 일거양득이 될 것이다. 오트밀은 슈퍼에서 팔고 있으니 한 통을 사서 지속적으로 먹어보기를 권한다.

신선초 · 여주를 먹는다

신선초는 강한 정력을 갖고 싶어하는 남자들이 앞을 다투어서 먹는다는 정력 증강 야채이다.

오늘 잎을 따도 내일이면 다시 새로운 잎이 돋아나기 시작한다고 알려져 있을 정도로 왕성한 생명력을 자랑하는 풀로 먹어보면 틀림없이 그 효과를 실감할 수 있을 것이다.

신선초는 원래 이즈 지방의 특산물이었으나 지금은 대대적으로 재배되고 있어 다른 야채와 함께 시장에서 유통되고 있으며 마트에서도 연중 살 수 있게 되었다.

줄기를 자르면 나오는 노란 즙에는 캘콘과 쿠마린이라는 성분을 함유, 항암효과가 있는 것으로 알려져 오늘날 특히 주목을 받고 있다.

또, 신선초에는 혈액 속의 오염물질을 정화해주는 게르마늄과 신진대사를 촉진시켜주는 루테올린 등이 포함되어 있는데 이들의 상승작용으로 남자의 정력을 증강시켜주는 것이다.

마요네즈를 발라 먹는 것이 일반적인 방법이지만 튀김이나 녹즙, 된장국의 재료로 넣어도 맛이 있다.

이즈 지방을 대표하는 정력증강 야채가 신선초라면 오키나와와 남 큐슈를 대표하는 스태미너 야채는 여주이다.

박과의 1년생 덩굴풀인 여주는 오이에 커다란 돌기물들이 붙어 있는 듯한 독특한 모양을 하고 있다. 처음 보는 사람들에게는 이상하게 보일지도 모르며, 처음으로 맛본 사람은 앗! 하며 깜짝 놀랄 맛이다. 오키나와로 여행을 갔다가 이 여주의 맛에 반해버린 사람도 상당수 있다.

여주에는 피로회복, 정력증강에 도움이 되는 비타민C가 듬뿍 함유되어 있는데 여주 한 개에 레몬 10개 이상의 비타민C가 함유되어 있을 정도이다.

오키나와나 규슈에서는 남편들이 힘차게 일을 하고 밤에도 힘을 내주기를 바란다는 의미에서 아내들이 남편에게 매일 여주를 먹인다고 한다.

여주는 여름이 제철이며 더위 먹는 것을 방지하는데 아주 효과적인 야채이다. 돼지고기, 두부와 함께 볶아 먹기도 하며, 가다랭이 가루를 뿌린 간장에 찍어 먹어도 맛있고 녹즙을 만들면 선명한 녹색을 띠기 때문에 한여름에 아주 잘 어울리는 스태미너 드링크가 된다.

여름에는 신선초와 여주로 원기를 회복하여 더위를 모르는 건강한 사람으로 변신할 수 있다.

야생초를 캐다 먹는다

'약(藥)'이라는 글자는 '풀(草)'을 '즐긴다(樂)'는 뜻이다.

나는 신록의 계절이 찾아오면 해마다 커다란 자루를 몇 개나 들고 가까운 들과 산으로 야생초를 캐러 간다.

긴 겨울 동안 흙 속에서 지내면서 땅의 기운을 한껏 들이마시고 "이 계절에 그것을 가지고 왔습니다" 하고 말하기라도 하듯 들과산 여기저기에서 얼굴을 내미는 야생초들의 에너지를 흡수하려는 것이다.

머위의 어린 순 등과 같은 산채들은 좀더 이른 계절에 눈을 내밀지만, 쇠뜨기, 산달래, 컴프리, 감제풀, 둥굴레, 쑥, 명아주, 더덕 등을 캐기에는 이 신록의 계절까지 기다리지 않으면 안 된다.

기름에 튀기면 그 모습이 아름다운 쇠뜨기는 예로부터 신장병, 간염, 류머티즘, 신경통 등에 쓰이는 민간요법 약으로 알려져 있었는데 최근 독일에서는 암의 특효약으로써 활발하게 연구가 진행중이라고 한다.

삶은 것을 양념장에 찍어먹으면 최고의 술안주가 되는 산달래는 둥근 뿌리 부분에 정력 증강에 효과가 좋은 유화아릴, 잎에는 비타민C가 듬뿍 함유되어 있다. 줄기나 둥근 뿌리를 소주에 담가 만든 산달래주는 강장, 정력 증강에 좋은 술이다.

유럽에서 '풀 중의 우유'라고 불리고 있는 컴프리에는 강장효과가 있기 때문에 기력, 체력을 회복하고 싶을 때 먹으면 좋다. 튀김이 맛있지만 잘게 썬 고기와 함께 기름에 볶아 먹어도 맛있다.

둥굴레는 이 시기에 나는 어린 순을 무쳐 먹으면 맛이 있으며, 10월이 지나서 뿌리를 캐내어 물에 씻어 말린 것을 달여 먹으면 혈색이 좋아지며 강장, 정력증강을 위한 약이 된다.

그 외에도 감제풀, 민들레, 산더덕 등 혈액을 맑게 해주고 강장, 정력증강, 노화방지에 효과 있는 약초들이 매우 많다.

신록의 계절, 하루쯤 들이나 산으로 나가 자연의 정기를 온몸으로 흠뻑 들이마시면서 자연과 어울리고, 그곳에서 얻은 자연의 은혜를 그 자리에서 요리하여 가족이나 친구들과 술잔을 기울이면 이보다 더 좋은 봄나들이도 없을 것이다.

한편, 중국에 전해 내려오는 일화 중에 불로불사의 기술을 습득한 신선이나 선녀들이 산다는 '봉래산(蓬萊山)'이라는 전설의 섬이 나오는데 '봉(蓬)'은 쑥이며, '래(萊)'는 명아주를 일컫는 말이다.

이 섬에는 쑥과 명아주가 무성하게 자라고 있는데 신선과 선녀들은 그것을 매일 먹고, 말려서 차로 마시며, 이불이나 베개 속에 넣어 잠을 자기 때문에 젊음을 유지할 수 있으며 결국에는 불로불사에 이르게 된다고 알려져 있다.

틀림없이 쑥에는 체세포의 산화를 방지해주는 베타 카로틴이 다량 함유되어 있어서 암세포의 증식을 억제하며, 체세포의 노화를 방지하는 강력한 작용이 있다.

또한 그 잎에는 엽록소가 많아서 암 예방효과 외에도 정혈(淨血), 조혈(造血), 제균(制菌), 모세혈관 확장 등과 같은 작용이 있어서 고혈압, 동맥경화를 비롯한 간장병, 변비, 설사, 위장병, 신경통, 류머티즘, 해열 등에 효과가 있는 만병통치약이라고 알려져 있을 정도이니 신선, 선녀들이 쑥을 먹고 불로불사한다는 말도 납득이 갈 만한 이야기이다.

쑥은 날것을 그대로 튀겨서 먹으면 그 향이 말로 표현할 수 없이 좋으며 맛도 좋다. 어린 순을 삶은 것을 물로 씻어 쌉쌀한 맛을 제거한 뒤, 잘게 썰어서 가볍게 소금에 무쳐 밥에 비벼 먹어도 맛있다. 오키나와에는 쑥을 넣어 만든 '후치바주시' 라는 유명한 잡탕죽이 있는데 이 역시 장수식으로 좋다.

한편, 쑥과 마찬가지로 일본 전역에 분포하고 있는 명아주도 카로틴과 비타민C를 다량 함유하고 있는 야생초로서 항암 작용은 물론, 고혈압, 중풍, 뇌혈전, 동맥경화, 변비, 위장병, 천식 등에 뛰어난 약효를 보인다.

명아주는 부드러운 입을 따서 살짝 데친 뒤, 그것을 깨와 함께 무치거나 기름에 볶아서 먹으면 맛있다.

자연의 은혜 '야생초'는 우리들이 하늘로부터 받은 최고의 약식(藥食)이다.

해조류를 먹는다

비만은 성적 능력을 저하시킨다.

또한, 스트레스가 쌓여서 초조해지면 남성호르몬의 분비가 약해져서 성욕이 감퇴하고 정자의 생산량도 줄어들어 섹스에 대한 의욕을 잃게 된다.

이 두 가지 문제를 한꺼번에 해결해주는 것이 미역, 톳, 다시마와 같은 해조류이다.

해조류는 칼로리가 제로인 식품이다. 따라서 아무리 먹어도 비만이 될 리가 없다. 비만은 섹스 능력을 저하시킬 뿐만 아니라 모든 성인병의 원인이 되는데 해조류에는 칼륨, 아르긴산, 식물성 섬유 등이 풍부하게 포함되어 있어 체내에 존재하는 불필요한 염분을 체외로 배출시켜주고 혈액을 맑게 해주며, 혈관을 튼튼하게 해주고, 혈압을 내려주는 등 성인병을 예방해준다.

초조함을 없애주는 칼슘은 모든 해조류에 풍부하게 함유되어 있지만, 특히 톳에 다량 함유되어 있다. 스트레스 해소를 위해서뿐만 아니라 나이를 먹어감에 따라서 점점 약해져 가는 뼈와 이를 강화하기 위해서라도 톳과 미역 등과 같은 해조류를 의식적으로 많이 먹도록 노력해줘야 한다.

나는 매일 밤 자기 전에 잘게 썬 다시마를 몇 개 먹는 습관이 있다. 다시마를 먹으면 그 섬유질이 장을 자극해서 장의 연동운동이 활발해지기 때문에 다음날 아침 배변이 원활해져서 상쾌한 기분을 느낄 수 있기 때문이다.

건강의 첫걸음은 쾌식(快食), 쾌면(快眠), 쾌변(快便). 그 중에서도 특히 쾌변이 중요한데 변비에 의해서 장 속에 변이 오랜 시간 머물게 되면 발암물질을 만들어 대장암 등을 유발할 가능성이 있으니 많은 신경을 써야 한다.

해조류에는 그 외에도 철, 인 등과 같은 미네랄과 비타민A, B₂, 카로틴 등이 다량 함유되어 있는데 그 양이 녹황색 채소의 함유량을 웃돌 정도이니 왜 해조류를 '바다의 야채'라고 부르는지를 알 수 있을 것이다.

일본인들은 옛부터 해조류를 많이 먹어왔으며, 그것을 소중한 영양원으로 삼아왔다. 그 이유 중의 하나는 사방이 바다로 둘러싸여 있어서 해조류를 풍부하게 구할 수 있었기 때문이다. 또 다른 이유는 국토의 대부분이 화산재로 토양에 칼슘의 함유량이 적기 때문에 그 토양에서 나는 야채나 곡물에도 칼슘분이 적고 그 부족분을 보충하기 위해서 칼슘이 많은 해조류를 즐겨 먹게 된 것이었다.

등푸른 생선을 먹는다

고령화 사회로 향해가고 있는 요즘, 노인성 치매가 커다란 사회 문제로 대두되고 있다.

나이를 먹게 되면 뇌 속에 있는 DHA라는 아미노산이 줄어들면서 치매가 일어나게 된다. 말할 필요도 없이 치매에 걸리면 섹스는 생각할 수도 없게 된다.

DHA(도코사 헥사엔산)는 뇌를 비롯한 신경조직에서 뇌와 신경조직의 발육과 기능 유지에도 중요한 역할을 담당하고 있으며, DHA가 부족해지면 학습능력과 기억력이 떨어지는 것으로 알려져 있다.

노인들이 건망증이 심해지거나 치매에 걸리게 되는 것도 나이를 먹어감에 따라서 뇌 속의 DHA가 감소하기 때문이다.

DHA는 정어리, 꽁치, 전어, 가다랭이, 참치 등과 같은 등푸른 생선에 다량 함유되어 있다. 부지런히 먹어서 항상 뇌를 건강하게 유지하여 섹스에도 크게 힘써주길 바란다.

사방이 바다로 둘러싸인 일본에서는 옛날부터 해산물을 소중한 영양원으로 삼아왔다. 그 중에서도 정어리, 꽁치 등은 근해에서 대량으로 잡혀 값도 쌌기 때문에 소금을 뿌려 굽거나, 된장에 절이거나, 말리거나, 쪄서 말리거나 해서 오늘날까지 먹어왔다. 그런데 요즘에는 요리가 귀찮다는 이유로 생선을 먹지 않는 사람들이 현저하게 증가하여 육식 위주로 된 듯하다. 건강 면에서 보면 이는 상당히 걱정스러운 일이 아닐 수가 없다.

동물성 단백질이라는 점에서 생선과 육류에 커다란 차이점은 없지만 지방분이라는 점에서 보면, 육류에는 콜레스테롤과 중성지방을 증가시켜 혈액 순환을 방해하는 포화지방산이 많은 데 비해, 생선 특히 정어리나 꽁치와 같은 등푸른 생선에는 악성 콜레스테롤을 줄여주어 혈액의 흐름을 좋게 해주는 불포화지방산이 많은 것이 특징이다.

등푸른 생선의 대표라 할 수 있는 정어리에는 앞서 말한 DHA 이외에도 동맥경화와 뇌혈전의 예방에 좋은 것으로 알려진 EPA(아이코사펜타엔산)과 초조함을 억제해주는 칼슘, 빈혈을 막아주는 철분, 심장을 튼튼하게 해주는 칼륨, 감기를 예방해주는 비타민A, 대사를 활발하게 해주고 간 기능을 강화시켜주는 비타민B$_1$, B$_{12}$, 노화를 억제해주는 비타민E, 칼슘의 흡수율을 높여주는 비타민D 등이 풍부하게 함유되어 있는 영양의 집대성이라고 할 수 있을 것이다.

한편 등푸른 생선의 또 다른 대표주자라 할 수 있는 꽁치는 가을이 되어 출하가 시작되면 의사들이 파랗게 질려버린다는 이야기가 있을 정도로 영양가가 풍부한 생선이다.

특히 꽁치에는 젊음을 되찾게 해주는 비타민이라 불리는 비타민E가 많아서 인간의 체세포를 젊고 건강하게 만들어주기 때문에 꽁치를 먹으면 그때까지 병원신세만 지던 환자들까지 건강해진다는 이야기도 있을 정도이다.

된장국의 국물은 멸치로 우려내며 그 멸치도 함께 먹는다. 술집에서는 정어리나 꽁치 회, 혹은 소금구이를 안주로 한잔. 그것이 없을 때는 눈퉁멸(청어과의 생선) 말린 것 3개. 모두가 값싸고 영양 만점이다. 치매에 걸리고 싶지 않다면, 건강하게 오래 살고 싶다면 등푸른 생선을 부지런히 먹어야 한다.

야채를 많이 먹는다

앞서도 얘기했지만 '약'이라는 자는 '풀(草)'을 '즐긴다(樂)'는 뜻이다. 그리고 야채는 전부가 원래는 들에서 자라던 풀이었다.

호박, 시금치, 토마토, 피망과 같은 녹황색 야채에는 암을 예방해주고, 피부와 점막 등의 기능을 유지시켜주는 카로틴, 스트레스 해소에 도움이 되는 비타민A, 초조함을 없애주는 칼슘, 필요 없는 염분을 체외로 배출시켜주는 칼륨, 뇌를 쉬게 해주는 마그네슘, 빈혈을 억제해주는 철분 등을 다량 함유하고 있다.

또한 피로회복에 도움이 되는 비타민류를 다량 함유하고 있는 양배추, 배추와 같은 담색 야채, 그리고 혈액순환을 좋게 하는 감자류, 식물성 섬유가 풍부하며 양성 미네랄이 체온을 올려주는 근채류 등 여러 가지가 있다.

이 모든 것들이 전부 저칼로리로 비타민과 미네랄 등 현대인에게 없어서는 안 될 미량영양소를 풍부하게 함유하고 있다.

야채는 하루에 300g 이상, 근채류를 포함해서 400g 이상 섭취하는 것이 가장 이상적이라고 알려져 있는데 너무 세세한 사항에 구애받지 말고 무조건 많이 먹어야 한다.

많이 먹기 위해서는 날것보다는 살짝 데쳐서, 분량을 줄여서 먹는 것이 위에 부담되지 않고 많이 먹을 수 있어 좋다.

요즘에는 야채를 먹지 않고 식품보조제와 같은 것으로써 야채의 부족분을 보충하는 사람들도 있는데 비타민제 등은 과용하면 폐해가 발생한다.

하지만 식사를 통해서 섭취하는 비타민과 미네랄은 아무리 먹어도 폐해가 없기 때문에 걱정할 필요가 없다.

그리고 계절에 따라서 별미를 즐길 수가 있다. 좀 귀찮기는 하지만 요리를 해서 맛있게 먹으면서 야채가 가지고 있는 성분을 건강한 몸 만들기에 도움이 되도록 한다.

버섯을 먹는다

버섯을 먹으면 힘이 솟는 것은, 버섯이 남성의 페니스처럼 생겼기 때문이 아니라 버섯에 함유된 섹스 미네랄 아연 때문이다.

예전에 TV에서 100살이 된 할아버지에게 건강의 비결을 묻자 "건강하게 오래 살려면 버섯을 많이 먹고 녹차를 많이 마셔야 해"라고 대답하는 것을 본 적이 있다.

버섯에는 렌티난이라는 항암물질이 함유되어 있어 암을 예방해 준다. 암에 걸리면 섹스를 즐길 수가 없으니 암에 걸리고 싶지 않다면 버섯을 부지런히 먹어야 한다.

버섯류는 저칼로리로 비만이 될 염려도 없으며, 콜레스테롤을 억제하여 혈압을 떨어뜨려 주고, 혈액을 맑게 해주는 작용을 하니 성인병을 예방하기 위해서라도 자주 먹기를 권한다.

그 외에도 버섯에는 식물성 섬유와 지방의 비타민이라 불리는, 과산화지방의 생성을 억제하고 중성지방을 줄여주는 작용을 하는 비타민B$_2$와 증혈 비타민이라 불리는 비타민B$_{12}$, 미네랄 등이 다량 함유되어 있다. 그 중에서도 특히 말린 표고버섯에는 뼈를 튼튼하게 해주고 시력을 높여주는 비타민D가 풍부하게 함유되어 있으며, 칼슘, 철분 등도 많아 영양 효과가 높으니 생표고버섯과 함께 말린 표고도 즐겨 먹는 게 좋다.

다만 최근의 말린 표고버섯에는 건조기에서 말린 것이 많기 때문에 좀 번거롭더라도 생표고를 사다가 한나절 정도 햇빛에 널어 비타민D를 부활시킨 뒤 요리하는 것이 요령이다.

버섯은 맛과 향, 씹는 맛이 좋아서 한 가지만 먹어도 맛이 좋으며, 다른 재료와도 잘 어울리는 조리성이 높은 식품으로 인공재배가 가능하기 때문에 비교적 싼 가격으로 구입할 수가 있다.

자연에서 채취한 것은 가격이 비싸지만 다행스럽게도 버섯은 자연산과 인공 재배한 것 사이에 영양적인 차이는 거의 없다.

녹차를 많이 마신다

"녹차를 좋아하는 사람은 늙지 않는다"는 말이 있다. 그 이유는 녹차에 카테킨이라는 성분이 있는데 이 카테킨이 노화의 원인이 되는 세포의 산화를 방지해주기 때문이다. 그리고 그 효력은 불로의 비타민이라 불리는 비타민E의 열 배라고도, 스무 배라고도 일컬어지고 있을 정도로 강력한 것이라고 한다.

또한 녹차로 입안을 헹구면 그 살균력 때문에 독감에 잘 걸리지 않는다는 말도 있으며 녹차 산지에 사는 사람들의 암 발생률이 낮다는 데이터도 있다.

옛날부터 식사를 한 후에 녹차를 한 잔 마시는 습관이 있었던 것도 입안을 헹굼과 동시에 카테킨의 살균력으로 충치균의 번식을 억제하는 효과를 기대했기 때문이라고 한다.

그리고 카테킨은 성인병의 대표라고 할 수 있는 고혈압과 뇌졸

중의 예방에 도움이 된다는 사실이 밝혀지고 있다. 운동을 하기 전에 녹차를 마시면 지방이 에너지원으로써 연소되기 때문에 비만방지에도 효과가 있다고 한다.

야생초로 차를 우려 마신다

앞에서 쑥, 쇠뜨기, 민들레, 별꽃과 같은 야생초를 먹으라고 했는데 나는 제철이 되면 이들 야생초를 많이 캐다가 차를 만들어 매일 마시고 있다.

우리 주위에 있는 초목들은 대부분 약효를 가지고 있다고 한다. 특히 들판에 있는 초목을 원료로 만든 약차(藥茶)는 현대인들에게 부족하기 쉬운 비타민과 미네랄의 보고로, 옛날부터 민간요법으로 많은 사람들이 이용해왔다.

내가 만들고 있는 차의 주재료는 쑥, 쇠뜨기, 별꽃, 질경이, 양모밀, 민들레, 뽕잎, 감잎, 컴프리, 살갈퀴 등인데 나는 이들 야생초나 나뭇잎을 따다가 우선 물로 깨끗하게 씻은 뒤, 끓는 물에 잠깐 데쳤다가 흐르는 물에 살짝 씻어서 소쿠리에 담아 햇볕에 잘 말린다.

이렇게 해서 만들어진 차는 찻집에서 구입한 커다란 차 상자에 넣어 보관했다가 생각날 때마다 조금씩 꺼내서 프라이팬에 잠깐 볶았다가 마시곤 하는데 그 향이 말할 수 없이 향긋하다. 차 상자에 넣어두면 습기가 차지 않기 때문에 1년은 보존할 수 있기 때문에 매우 편리하다.

야생초 차를 하루에 3~5잔 씩 마시면 강장, 정력 증강에 좋은 것은 물론 감기예방과 숙취, 변비, 피로, 식욕부진 등, 어쨌든 몸이 가뿐해진다.

무엇을 얼마나 마셔야 하는지, 그런 건 번거롭게 따질 필요 없다. 나는 차 상자 속에 야생초와 나뭇잎을 전부 한꺼번에 뒤섞어 넣어두고 적당히 꺼내서 마시고 있다. 야생초 차로 야성의 에너지를 몸에 가득 채워 섹스 파워를 꼭 향상시키시기 바란다.

이 책은 월간 〈소생〉(經濟界 刊)에 연재한 '섹스 평생 현역 학원'
을 바탕으로 일부 가필하여 엮은 것이다.

나는 이 한 권의 책을 저술하기 위해서 15년 이상이라는 세월을
기다렸다.

내 나이 40대 후반일 때, 정력이 감퇴했다는 것을 느끼고 당황
하여 지푸라기라도 잡는 듯한 심정으로 동서고금의 회춘에 대한
책을 섭렵하기 시작했다. 그 하나 하나를 실천, 그 성과를 직접
체험하고, 지금 62세가 되어서도 건강하다는 것을 확인하고, 확고
한 자신감을 가지고 세상에 얘기하기까지 15년이란 시간이 걸린
것이다.

따라서 이 책에 적혀 있는 내용들은 전부 내 자신이 스스로 체
험한 뒤, 성과를 얻은 것들이다. 이 책의 내용들이 같은 고민을
가지고 있는 우리 세대 남자들에게 틀림없이 도움이 될 것이라고
확신하고 있다.

지금 우리는 이미 급격한 고령화 사회로 접어들고 있다.

수명이 연장된다는 것은 그만큼 인생을 즐길 수 있는 시간이 늘어난다는 뜻이니 얼마나 멋진 일인가. 하지만 그것도 건강이 허락할 때의 이야기이다. 그 누구를 위해서도 아닌 바로 자신을 위해서이다.

부디 이 책에 씌어진 내용들을 실천에 옮기고, 건강에 충분히 신경을 써서 평생 섹스 현역의 꿈을 실현해 나가기를 바란다.

그리고 여자 분들에게는 매우 죄송한 말씀이지만, 이세상을 하직할 때 마지막은 '복상사'로 작별을 고할 수만 있다면 더 이상 행복할 것이 없겠다고 나 혼자 생각해보곤 한다.

다치카와 미치오

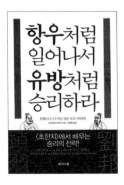

항우처럼 일어나서 유방처럼 승리하라

네이버 '오늘의 책' 선정!

"내가 천하를 얻을 수 있었던 것은 한신, 장량, 소하 이 세 사람을 참모로 얻어 잘 쓸 수가 있었기 때문이다. 그러나 항우는 단 한 사람의 범증조차도 쓰지를 못했다. 이것이 내게 패한 이유이다."
– 유방이 항우를 물리치고 천하를 제패한 뒤 했던 말

유방은 항우에 비해 보잘 것 없는 사람이었다. 항우가 명문 귀족 출신인 데 비해 유방은 빈농의 자식이었다. 가문도 별볼일없고 돈도 없고 학식과 지식도 부족했던 유방이 어떻게 천하를 통일하고 한(漢)제국의 황제에 오를 수 있었을까.
항우가 직선적이고 독단적인 반면 유방은 남의 말을 경청하는 열린 성품을 가졌다. 그런 유방에게는 인재들이 모여들었고 유방은 그들을 적재적소에 기용하여 재능을 발휘할 수 있게 해주었다. 수많은 전쟁에서 위기를 극복해가며 항우를 멸망시키는 데 결정적인 역할을 해준 장량, 한신, 소하가 바로 유방의 일급 참모들이었다.

이시야마 다카시 지음 | 이강희 옮김 | 값 13,000원

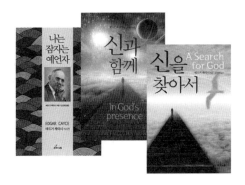

에드거 케이시가 남긴 최고의 영적 유산!

미국의 종교 사상가이자 '20세기 최고의 예언자'로 불리는 에드거 케이시 (1877~1945)는 만년에 누군가로부터 "당신의 최대 업적은 무엇입니까?"라는 질문을 받았을 때, 주저하지 않고 "신을 찾아서(A Search for God)라는 텍스트를 이 세상에 남긴 일입니다"라고 대답했다. 케이시가 그의 생애에서 가장 큰 심혈을 기울여 완성한 〈A Search for God〉이 한국어판으로 번역되어 〈신을 찾아서〉 〈신과 함께〉 두 권으로 출간되었다. 영성을 추구하는 많은 사람들에게 "어떻게 살아야 하는가" 하는 삶의 올바른 길을 제시해준다.

〈나는 잠자는 예언자〉는 '미국에서 가장 불가사의한 인물' 에드거 케이시의 유일한 자서전이다. 케이시는 24세때 갑자기 목소리가 나오지 않는 실성증에 걸려 그때부터 자신의 영능력을 발견하게 되었다. 케이시는 더 높은 영성의 지식을 얻고자 한다면 온전한 선(good), 즉 신(GOD)이 함께 해야 한다고 강조한다. 대우주의 커다란 영(靈)과 통하게 된 케이시는 지상의 인간에게 신의 목적을 이해시키는 채널로써의 역할을 자신의 인생의 대명제로 생각했다.

〈신을 찾아서〉 에드거 케이시 지음 | 김진언 옮김 | 값 14,000원
〈신과 함께〉 에드거 케이시 지음 | 김진언 옮김 | 값 13,000원
〈나는 잠자는 예언자〉 에드거 케이시 자서전 | 신선해 옮김 | 값 14,000원